専門医がやさしく教える

めまいの治療

正しい治療を受けるための
基礎からメカニズムまで

医学博士
松吉秀武
Hidetake Matsuyoshi

現代書林

はじめに

夜中に目覚めたと思ったら、突然激烈なめまいに襲われ、胃の中がからっぽになるまで吐いてしまった。めまいは1分くらいで治まり、ほかに症状もなかったが、横になったら再び視界がぐるぐる回りだし、またトイレに駆け込んだ……。

これは良性発作性頭位めまい症（ＢＰＰＶ）の典型的な症状です。内耳にある三半規管という部位に耳石が入り込んだために、一時的にひどいめまいが起こったのです。

良性という名のとおり、放っておいても自然に治る心配のない疾患です。基本的には、薬の服用も必要ありません。脳梗塞《のうこうそく》や脳腫瘍《のうしゅよう》のような脳の病気ではなく耳の病気（というよりもちょっとしたアクシデント）ですから、命に関わるようなものではありません。

突然の激しいめまいの約半分は、このＢＰＰＶという心配のない耳の病気なのです。しかし、この病気についてはまだまだ一般的によく知られていません。十数年ほど前までは、耳鼻科医でさえ知らない人が多かったのです。

現在でも、右のようなＢＰＰＶの症状で耳鼻科や内科を受診しても「メニエール病かもしれませんね」といわれ、めまい止めや吐き気止めの薬を出されて終わり、というケースは少なくないようです。患者さんの不安は消えず、消えない不安のためにめまいが改善しにくくなっていたり、BPPVではなく治療が必要なめまいの場合にも適切な治療が受けられなかったり、ということが多いのです。

まずは耳鼻咽喉科の医師が背景が複雑な「めまい」という症状についてしっかりと理解し、受診する患者さんを的確に診療することが必要です。そして患者さんたちも、めまいについて正しい知識をもち、めまいというやっかいな症状をコントロールしていくことが必要です。それは的確な受診行動と、みずからの生活の改善ということになります。

その理由は、急激なひどいめまいは小脳や脳幹の脳梗塞、聴神経腫瘍、脳腫瘍といった、命に関わる病気（中枢性《ちゅうすう》めまい）を示していることもあるからです。全めまいのうちBPPVが5割程度なのに対して、脳梗塞などの危険なめまいは2～3％という確率です。しかし、いかにまれでも最初からないものとして否定することはできません。

したがって、突然の激しいめまいが中枢性めまいなのか、耳からくる（生命の危険のない）末梢《まっしょう》性のめまいなのかを鑑別することが最も重要になります。しかしこれは、冷静になれば患者さんにも鑑定がつきます。その方法を理解しておくことは、とても大切なことだと思います。

また、頻度の高いBPPVという病気がどういうものなのかについても、もっと知られるようにならなければいけません。そのためには、私たちの身体の平衡機能を理解しなければなりません。複雑な内耳がどのような構造になっているのかを知る必要もあります。

さらに、BPPVについての理解と同時に、それ以外の、早期発見と早期治療が必要なめまいについても、もっと一般的に知られるようにならなければいけません。これは、毎日のようにめまいの患者さんを診療している〝めまい専門医〟として、強く望みたいところです。

本書では第1部で、中枢性めまいと末梢性めまいの鑑別や、めまいを起こす疾患の知識も含め、みなさんに知っておいてほしいことを概観的に述べました。

また第2部は、私が熊本大学病院耳鼻咽喉科に勤務していた時代から開業後の現在まで、日本めまい平衡医学会の専門会員となるために発表し続けた研究報告を、できるだけ一般の方にも読みやすいようにリライトして掲載しました。

いま熊本県で、日本めまい平衡医学会の専門会員は私一人です。私にとってこれらの研究報告は一つひとつが、そこに至る記念碑のようなものです。一般読者の方にも参考になる内容がたくさん含まれていますので、ぜひ目を通してみてください。

本書が、めまいに悩む方の一助となれば幸甚です。

2017年8月

松吉 秀武

目　次　—Contents—

Contents

第3章　めまい検査の今

第4章　めまいは自分でコントロールできる

第2部　めまい治療の専門医を目指して

Contents

第1部

めまいの本質を探る

第1章

めまい難民を救え!

間違ったいるめまい診療を受けている患者さんが多すぎる

現状のめまい診療には、とうてい満足できない

めまいは、さまざまな原因で起こります。

原因は耳の疾患、脳神経の疾患、さまざまです。ストレスや不規則な生活で起こることもあります。さらに、検査をしても異常は見つからないのに、なぜか長期にわたってめまいの症状が続くという、まったく原因がわからないものさえあります。

じっとしているはずなのに突然、目の前がぐるぐると高速で回り始める「めまい」という症状の辛さは、経験したことのない人にはよくわからないかもしれません。私自身も、突然のめまいに襲われて嘔吐《おうと》したことがあります。それが、なんの前触れもなく起これば、専門的知識のない一般の方であれば激しく動揺し、あわて、大きな不安にさいなまれるのは当然でしょう。

しかし、それくらい激しい症状が突然に起こっても、その多くは、とくに心配する必要はない、放置しておいてもやがて治っていく良性発作性頭位めまい症（ＢＰＰＶ）と呼ばれる

内耳の一時的な疾患です。

ところが一方で、脳梗塞《のうこうそく》によってめまいが起こったり、脳腫瘍《のうしゅよう》が原因だったり、ということもないわけではありません。また、私はめまいから肺ガンが見つかった症例を経験していますし（内耳道への転移例。⑪耳鳴とふらつきの原因が肺ガンだったケース⇩P188）、良性のめまいと思っていたら聴神経腫瘍だった（⑭耳鼻咽喉科でもどうしたら腫瘍を見落とさないか⇩P208）、あるいは小脳腫瘍が見つかった（⑯めまいに隠れていた中枢神経障害を伴う腫瘍⇩P220）という症例もありました。

そうかと思えば、引きこもりになって、体型を気にして極端な偏食とダイエットを続けた結果、ビタミンB1欠乏から脳症を起こし、めまいを起こしていた患者さんを診たこともあります（⑫めまいの発症要因はここまで多様化している⇩P195）。めまいの原因が自律神経失調症やうつ病というケースも少なからずあります。

このように、非常に激しい症状であるめまいは、その多くは良性で心配のない、自然に改善して治っていくものなのですが、一方で同じ症状が命に関わるような疾患によるもので、一刻も早く的確な治療が必要となる場合もあります。しかもその治療は、耳鼻咽喉科や一般内科で簡単に行えないケースもあるのです。

たかがめまい、されどめまい。使い古された言い方ですが、まさにめまいという症状には、このような非常に複雑な側面があるということをまず覚えていただきたいと思います。

ところが、いま現在、耳鼻咽喉科診療所や一般内科で一般的に行われている「めまい診療」というものは、こうしためまいの複雑な状況をすべて理解して、疑わしき場合には鑑別診断のための精密な検査が行われているのか、患者さんを正しい方向に導いているのかと考えると、残念ながら「NO」といわざるをえません。むしろ、いまめまいを訴えて受診する患者さんにとっては非常に心もとない状況です。

私は、このようなめまいという症状とその診療についてのきわめて複雑な状況について、ぜひ患者さんに知っておいていただきたいと思っています。めまいを知れば、めまいは怖くない。また、いま一般に行われているめまい診療の不十分さを理解していれば対応も可能。そう考えるからです。

急性のめまいで頭部CTを撮っても意味がない

なぜ、現在のめまい診療は不十分で満足できないものなのでしょうか。

その理由の一つは、めまいを訴えて受診する患者さんをしっかりと診療できる医師が少ないということです。たとえば、急性のめまいに対して必要のない頭部CT検査が行われるケースがいかに多いことでしょう。

私は２００８年から約1年間に当院を受診した良性発作性頭位めまい症（ＢＰＰＶ）の患者さん１７１名を対象に、その発症部位、検査・治療内容、経過などを調べ、研究報告したことがあります（③増加傾向にある良性発作性頭位めまいとその治療法⇩Ｐ１３７）。

このとき私は、当院を受診する前にほかの診療所や救急病院でどのくらいの割合で頭部ＣＴが行われていたかについても、統計を取ってみました。すると半数以上（50・７％）の患者さんが頭部ＣＴ検査を受けていました。ＢＰＰＶのなかでも最も多い後半規管型ＢＰＰＶにかぎってみれば、じつに7割以上の患者さんが頭部ＣＴ検査を受けていたのです。

たしかに、それまで元気に生活していたのに、ある日突然、激しいめまいに見舞われ、繰り返し嘔吐したともなれば、誰しも真っ先に「脳卒中」や「脳腫瘍」といった生命に関わる重大な病気を思い浮かべるでしょう。

急激なめまいの多くは、内耳の平衡機能にちょっとしたトラブルが発生しただけで、放っておいても自然に治ってしまうことが多い、つまり多くは前述のＢＰＰＶなのだということは一般的にほとんど知られていません。びっくりして救急車を呼ぶのも当然です。受診後も、自分のめまいの正体がわからないために不安は続き、自然治癒をかえって遅らせてしまうのです。

めまいについて多少の知識があって落ち着いている人なら、翌日になってかかりつけの内科か近くの耳鼻咽喉科、脳神経クリニックなどを受診するでしょう。もちろん、急性めまいの多くは心配ないものであっても、受診して鑑別すべき疾患を除外してもらい、自分のめまいに最も適当な治療（あるいは生活指導）を受けることが大切になります。

ところが受診した診療所では、このような急性のめまいに対して、残念ながら必ずしも的確な診療が行われているわけではありません。必要十分な検査によって鑑別すべき疾患を見きわめられることもなく、動揺と不安で混乱している患者さんを落ち着かせるために点滴が行われ、「脳が心配であればCTを撮ってみましょう」ということになります。

しかし、はっきり申し上げますが、急性のめまいで受診した患者さんの脳をCT撮影してもあまり意味はありません。めまいで受診したあとの段階では、CT検査をしてもめまいを起こしている脳のトラブルを判明することはできないからです。中枢性めまいとの鑑別で画像検査が必要なら、MRIを行わなければなりません。

CTでわかるのは、まず脳腫瘍、あるいは6時間以上経過した脳梗塞や、脳出血です。突然の激しいめまいの原因が脳腫瘍の可能性はありますが、それはCTを行う前の問診や各種の検査で当たりをつけることができます。めまいの5割を占めるBPPVの可能性が高いということ、少なくともすぐさま命の危険につながるような中枢疾患によるめまい（中枢性めまい）ではなく、内耳の平衡機能の障害によるめまい（末梢性めまい）であることは、初診でも比較的容易に診断できるのです。

この中枢性めまいか末梢性めまいかの鑑別は、一般の方でも、とくに患者さん本人なら比較的簡単にわかるものです（その鑑別法については後述します）。ところが、ＢＰＰＶをはじめとする心配ない耳の障害でさえ最初に鑑別できず、患者さんの不安をそのままひきずって初診を終えているのが現在の一般的な「めまい診療」です。

急性のめまいが心配で受診しても、簡単な問診だけで「おそらくメニエール病でしょう」といった曖昧な診断にとどまり、メリスロン（めまいや吐き気を止める薬）が出されて終わり、というケースが多いのです。

めまいは、的確な治療やアドバイスがなければ、あとあと長引くケースがあります。それは、めまいには患者さんの心理状態が大きく関係しているからです。まっとうなめまい診療はしてもらえない患者さんは、たとえ良性でも長引くことが多く、難民化する患者さんが増えているのです。

めまいの7割は耳のトラブルによるもの

とにかく、読者（患者）のみなさんにとっては、「めまい」という症状の全貌を大枠でつかんでいただくことが第一に大切かと思います。理解していただきたいのは、急性のめまい

図1　当院を受診した全めまい症例の分類
（2008年9月～2009年10月）

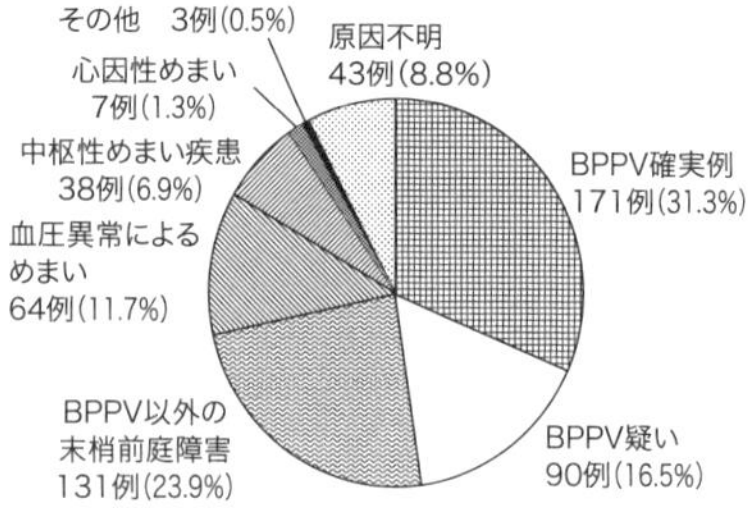

の原因はほとんどが耳の奥の内耳にあり、そのほとんどは心配のないめまい（つまり末梢性めまい）である、ということです。

前述したためまいで当院を初診した患者さん（547名）の調査から、めまいの原因を分類したデータを紹介しましょう（**図1**）。

まず最も多いのは、内耳の三半規管という平衡感覚を感知する器官にトラブルが発生する「良性発作性頭位めまい症（BPPV）」です。確実に診断できないながらもほぼ間違いないと思われる疑い例も含めて、めまい全体の47・8％と約半数を占めました（確実例は31・3％）。

このBPPV以外にも、メニエール病、めまいを伴う突発性難聴、前庭神経炎など、耳に原因のある末梢性めまいの疾患はあります。この調査では、BPPV以外の末梢性めまいは23・9％でした。これらのなかには継続して治療を行う必要があるケースもありますが、脳卒中を示唆するめまいのように、すぐに直接的に生命をおびやかすような危険はありません。

つまり、少なくとも8割以上は命に別条のないめまいなのです。

一方で、めまいの患者さんが心配される脳神経に原因があるめまい（中枢性めまい）は、

6・9％でした。また起立性調節障害や高血圧などで起こる血圧異常によるめまいは11・7％、原因不明が8・8％、心因性めまいが1・3％でした。

市中病院で診療が行われためまい疾患についての報告（宇野ら、2001年）においても、約40％はBPPVで、耳以外に原因がある中枢性めまいは8・8％。生命の危険に関わる脳腫瘍、脳梗塞によるめまいは、いずれも1％程度です。

つまり、めまいの半分は自然に治ってしまう良性のめまい（BPPV）で、受診すればそれがすぐに明らかになってしかるべきものなのです。また、早期治療で改善が期待できるメニエール病やめまいを伴う突発性難聴、前庭神経炎という内耳の病気も鑑別されないまま放置され、慢性化して治らなくなってしまうケースもあります。

このめまい診療の不十分さが、めまい難民をふやしているのです。

「めまい」を診たがる医師は少ない

第2章で詳しく述べますが、人間の平衡感覚のアンバランスによって起こるめまいという症状は、非常に複雑な要因をはらんでいます。うつ病や心身症などの患者さんにめまいが起こることは少なくありませんが、その場合は受診した患者さんに対してどのようなめまいの検査を行ってもすべて正常です。めまいの原因は「心」にあることもありますし、さらに心にさえもないような原因不明のめまいもあります。

そうしたなかに、的確な治療のために鑑別しなければならない重大な疾患が隠されているケースもあります。しかし、その大部分は良性の耳の疾患なのです。

このような「めまい」という症状をトータルで診療していくためには、腰を据えた勉強が必要ですし、経験も、さらに特別な検査のための機器も必要になります。

めまいのほとんどが耳に原因があることはわかっていても、耳鼻咽喉科の診療所の院長先生が積極的に、専門的に、めまいを診療されているかは定かではありません。

また、めまいの患者さんは不定愁訴（原因がよくわからない身体の不調）が多く、それらも含めて心配していますし、心身症気味の場合もあります。めまい自体の症状も一定ではなく、BPPVであれば薬を出せば治るということはありません。それでいて、生命の危険があったり、その後の寿命を短くするようなこともありません。

もっとわかりやすい患者さん、比較的簡単に診療方針を立てることができる鼻、喉、耳の疾患はたくさんあります。このため、耳鼻咽喉科の先生でも、めまい診療にはあまり積極的ではないことが多いのです。一般内科の先生であればなおさら、かもしれません。

こうした医師側の事情も、めまい難民を増やす一因ではないかと思います。

急なめまいに見舞われたとき、どうする

「とにかく救急車…」の前に

じつは私自身、良性発作性頭位めまい症（ＢＰＰＶ）の経験があります。横になった姿勢から立ち上がったときに急激な回転性のめまいが起こり、その場でしゃがみ込んでしまいました。めまいの専門医でありながら正直、動揺しました。じっと目をつぶって嵐のようなめまいが通りすぎるのを待ち、少し冷静になって椅子にすわったとたん、今度は激しい吐き気がもよおしてきました。そしてトイレに駆け込むや、そのまま便器を抱え込んで嘔吐しまくったのです。胃袋からすべてのものを吐き出しても、まだ吐き気は治まらず、大変苦しい思いをしました。

しかし、めまいと嘔吐以外の症状はまったくなかったので、私はＢＰＰＶと判断して様子をみました。ひどい再発もなく、そのまま自然治癒したようです。

ＢＰＰＶという疾患を知らない一般の方がこのような激烈な症状を突然に経験すれば、このような冷静な対応はできないと思います。あまりの衝撃にすぐに脳の異変を考え、あわて

て救急車を呼んでしまうのが当然でしょう。

ＢＰＰＶによるめまいは、第2章で詳述するように、頭の位置を変えただけで起こります。とくに横になっているときに起こりやすいため、睡眠中の寝返りで突然、発症することが少なくありません。脳卒中も深夜や朝方に起こることが多いので、患者さんや家族の動揺と不安はさらに大きくなってしまいます。

しかし、夜中に救急車で連れて行ってもらっても、そこにいる当直医はめまいを専門的に診療できる医師ではなく、おそらく現在の臨床研修制度からしますと、研修医の先生でしょう。耳鼻咽喉科のある救急病院もありますが、常にめまいのわかる耳鼻科医が夜勤しているとはかぎりません。そのケースはむしろまれです。第3章で紹介するような、目の動き（眼振《がんしん》）を調べるための特殊な検査機器（赤外線ＣＣＤカメラなど）も、救急外来にはない場合がほとんどです。

当直医は、とにかく頭部ＣＴの撮影を行って上の先生に所見を報告しますが、前述のとおりＣＴはまったく意味がありません。

もちろん「だから救急車は絶対に呼ぶな」と一概にはいえないのですが、「すぐに救急車」よりも大切なことは、まず患者さん自身が落ち着いて、最低限できるかぎりの自己診断をして、どうすればよいかを判断できることだと思います。最初の受診をいかに適切なものにするかが、ここにかかっています。

たとえば、風邪とか外傷といったごく一般的な疾患や障害であれば、受診すべきか、あるいはどこの診療科を受診すればよいか、誰でも判断できます。

微熱があって喉が痛ければ、市販の風邪薬を飲んでみる。しかし、悪化して熱が上がれば内科や耳鼻科を受診するでしょう。ケガをしたけど擦り傷だから応急処置でかまわないと思えば受診しないでしょうし、縫ってもらわなければならないほどの大ケガであれば迷うことなく外科を受診すると思います。

めまいについても、ある程度の自己診断（診断というより鑑定というべきかもしれませんが）をして、その後の受診行動を的確に判断できることが大切です。もちろん、救急車を呼ぶという選択肢も含めて、ということです。

突然のめまいに見舞われたときの自己診断

突然の激しいめまいが起こったとき、普通はまず、「脳卒中ではないか」「脳腫瘍なのか」ということを心配します。激しいめまい発作に襲われたときには、とにかく命に関わるのではないかという恐怖でいっぱいになるものです。

しかし、その不安は症状をさらに悪化させます。

前述のように、突然の激しいめまいが命に関わるということは「まれ」です。1007例のめまい疾患のうち、脳梗塞は1・1％、脳腫瘍が1％という統計データもあります。もちろん、だから安心ということにはなりません。その1％が自分なら大変だからです。

そこで、この激しいめまいが耳のトラブル（末梢性めまい）で起こっているのか、脳疾患（中枢性めまい）で起こっているのか、あるいは脳卒中や脳腫瘍の可能性があるのかどうか、ということをまず考えることが重要です。これは、冷静になって自分の症状を観察すればおおよそのところはわかります。

急激のめまいに襲われたら、まず以下のチェックポイントを確認していただきたいと思います。

まず、めまいと吐き気（嘔吐）と体動時のめまい以外に症状があるかどうかです。めまいと吐き気（嘔吐）はセットのようなものですから、それ以外の症状がなければ、ほぼBPPVと判断できます。

めまいに伴うほかの症状とは、次のようなものです。

まず、激しい頭痛です。頭痛などしたこともないような人が、激しいめまいとともに、経験したこともないような激しい頭痛がしたら、脳出血や脳腫瘍の可能性があります。

それから、手足の麻痺《まひ》があると脳梗塞を考えます。

激しいめまいが治まったあと、たとえ壁伝いでも歩けるかどうか、手足にしびれはないか、反対側の指をしっかり強く握れるか（左右差はないか）など、試してみます。

次に、顔面神経麻痺がないかどうかです。眼を閉じたり開けたりがスムーズにできるか、額や眉間にしわを寄せられるか、口笛が吹けるか、舌をスムーズに動かせるか、などを試します。いずれも、めまい発作の前にはできたのに急にできなくなったということであれば危険性は高まります。

舌の動きを調べるには、「パタカパタカ」と繰り返しスムーズにいえるかどうかでわかります。つかえたり間違えたりするのは構音障害といって、脳梗塞の可能性が疑われます。

また、眼の動きも確認します。人指し指を目の前に立て、左右に移動させて、眼だけで追うことができるかどうかを試します。

ついでに、左右の聴力も調べてみましょう。

耳の穴のすぐ近くで親指と人指し指を軽くこすってみて、サワサワという音が聴こえるかどうか（左右差がないか）。めまいを伴う突発性難聴やメニエール病の場合には、めまいとともに難聴や耳鳴などの聴力の症状が伴います。とくに突発性難聴の場合には、できるだけ早く受診してステロイドによる治療を行うことで経過が良くなります。聴力についてもチェックしておいて、受診時に伝えるとよいでしょう。

こうした、めまいや吐き気（嘔吐）に伴うほかの症状がなければ、おそらく内耳のトラブルです。耳鼻咽喉科を受診すればよいでしょう。

なお、脳梗塞（中枢性めまい）でも、めまいだけしか現れない場合があります。

首の付近にある小脳や脳幹を養っている動脈が肩こりや姿勢などによって一時的に閉塞してしまうと、一時的にふらっとします（椎骨脳底動脈循環不全）。これは回転性のめまい（遊園地のコーヒーカップに乗ったように視野がぐるぐる回る）ではなく、浮遊性のめまい（ふわふわした感じで気を失いそうな感覚）を自覚することが多いです。

肩こりのひどい人が長時間にわたって下を向いた作業を続けていたりすると、このような一過性の脳虚血状態になってめまいがします。最近は常にスマホを見続けている人が多く、その姿勢がめまいを引き起こしているかもしれません。

また、前下小脳動脈に梗塞が起こった場合も、症状は浮遊性のめまいだけということがあります。

回転性めまいと浮遊性めまいについては、一般的にＢＰＰＶなど内耳の平衡感覚で障害が起こると回転性のめまいが起こり、脳梗塞などで脳神経に原因がある場合には浮遊性のめまいが起こるといわれます。そういった傾向はありますが、その違いが明確にわからない場合もありますし、例外もあります。中枢性めまいか末梢性めまいかの鑑別は、付随する症状に注意することが必要です。

めまいと吐き気・嘔吐だけの脳梗塞をいかに鑑別するか

中枢性めまいでも、めまい以外の症状が現れないことがあります。前項で紹介した椎骨脳底動脈循環不全によるめまい（ふらつき）のほかに、本当の脳梗塞である場合もあります。したがって、麻痺などの症状が伴わないめまいは末梢性の良性のめまいが多いとはいえ、やはり専門医による診断は受けておきたいところです。また、耳鼻科医はめまいだけの症状から脳梗塞を除外する方法を理解しておかなければならないと思います。

じつは、ＢＰＰＶとよく似た症状をあらわすＡＶＳ（急性前庭症候群）と呼ばれる症候群があります。数時間から数日にわたって吐き気や嘔吐を伴う回転性めまいが続き、ＢＰＰＶと同じように頭位変換によって悪化します。しかし、頭を動かさなくてもめまいは起こること、また安静にしていても自発眼振が起こることが、ＢＰＰＶと異なっています。

ＡＶＳの多くは手足の麻痺や言葉の障害など、めまいと吐き気・嘔吐以外の神経症状が伴います。しかしＡＶＳの20％では、めまいと吐き気・嘔吐以外の神経症状はみられません。

２００８年には、ＡＶＳの25％以上が脳梗塞だったと報告されました。したがってＢＰＰＶとＡＶＳを鑑別し、さらにＡＶＳから脳梗塞を鑑別する重要性が叫ばれています。

ところが、ＡＶＳからの脳梗塞の鑑別は、頭部ＭＲＩ拡散強調画像でも満足できる結果が得られていません。ＡＶＳ発症から48時間以内では、10人のうち一人が脳梗塞を見逃されていた、という報告もあります。

そうしたなかで２００９年には、「ＨＩＮＴＳ（Head Impulse-Nystagmus-Test of Skew）」と呼ばれる3段階の検査による判断方法が発表されました。ＡＶＳから脳梗塞を探すうえでは、ＭＲＩよりもＨＩＮＴＳのほうが有用であることがわかったのです。

以下、その検査方法について簡単に紹介しておきましょう。

ＨＩＮＴＳは、次の3つの検査結果（身体所見）から判断します。

図1　Head Impulse Test（前庭眼反射の検査）

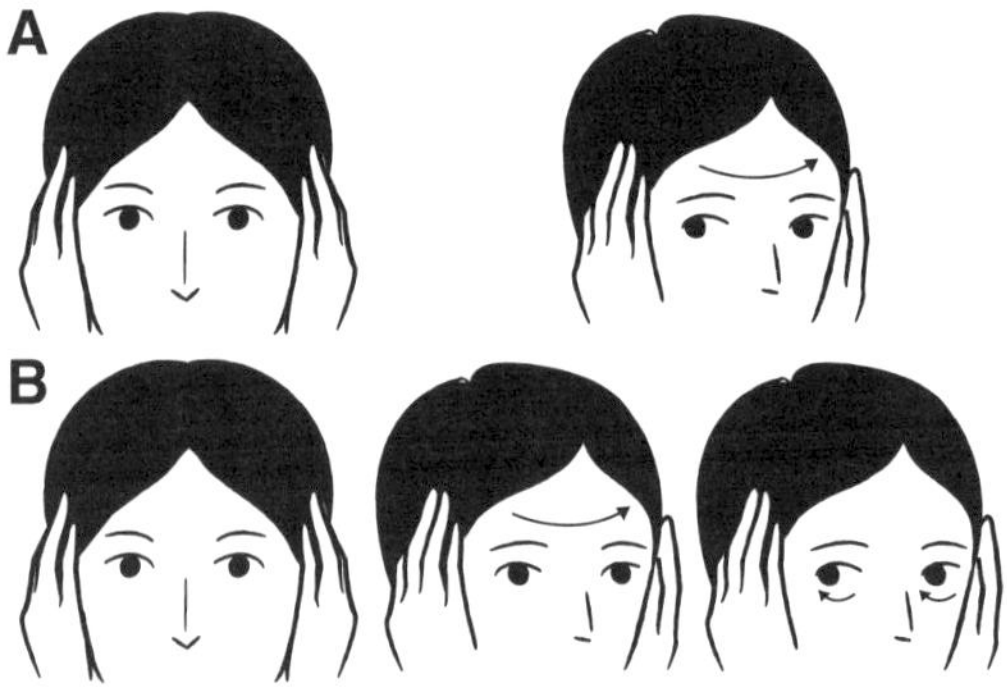

① Head Impulse Test（前庭眼反射の検査）

患者さんは首を30度の角度で前屈した状態で、検査を行う医師の鼻を凝視しつづけます。

そのまま医師が患者さんの頭部を左（あるいは右）に素早く回したとき、患者さんは凝視した視線を医師の鼻から離さないでいられるかどうかをみます。正常なら凝視し続けられます。これは「前庭眼反射」と呼ばれる反応で、頭を動かしても視線がずれないようにする身体の仕組みです（図１A）。

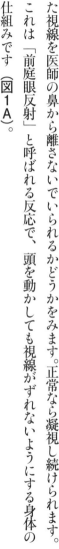

この反射に障害があると、頭を動かした方向に視線も動いてしまい、一瞬遅れて医師の鼻に戻ることがわかります。これは corrective saccade と呼ばれる現象で、これが観察されれば前庭眼反射が障害を受けていることがわかります。つまり、末梢性の（耳の）トラブルによるめまいである可能性が高い、ということです（図１B）。

図２　direction-changing nystagmus（注視方向交代性眼振の検査）

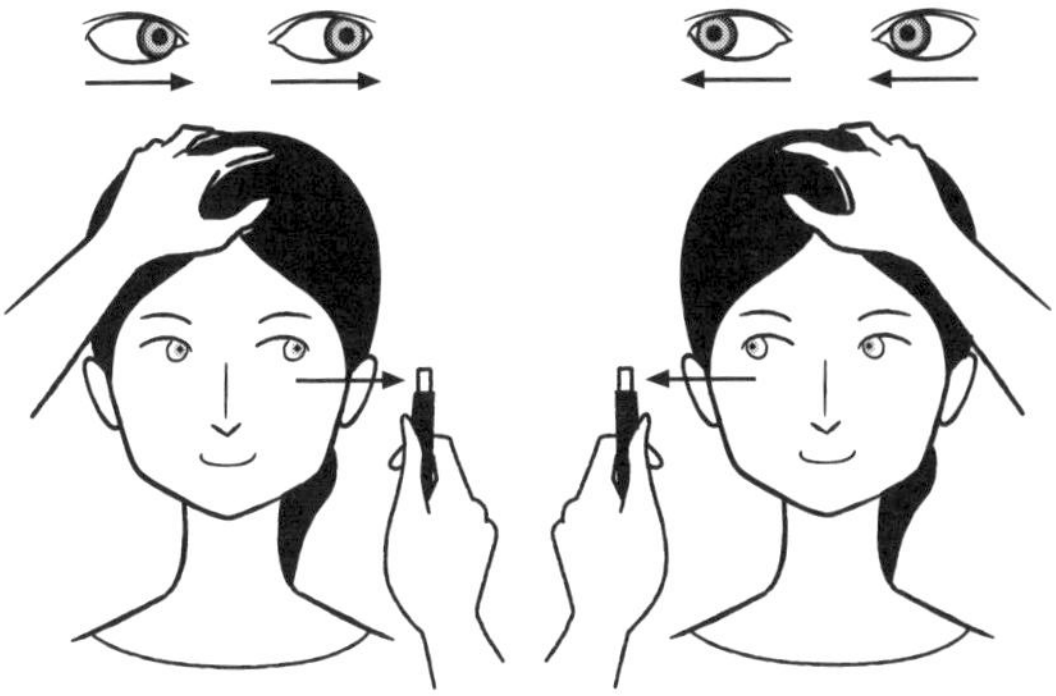

② direction-changing nystagmus（注視方向交代性眼振の検査）

患者さんの眼の前、30㎝の距離で、ペンライトなどの先を動かします（図２）。患者さんは、その動きをしっかりと眼で追います。眼球結膜が隠れるくらいまで、眼を大きく動かします。これを左右方向に行い、そのときの眼振をみます。注視した方向に急に動く眼振が

direction-changing nystagmus（注視方向交代性眼振）で、これは脳梗塞の可能性を示す結果です。

③ test of skew deviation（斜偏位の検査）

患者さんがまっすぐ前を見ている状態で、検査を行う医師は両眼50㎝くらいの位置で正面からペンライトを照らします（**図3a**）。眼球が正常の位置にあれば、瞳孔の中にペンライトの光が反射して見えますが、skew deviation（斜偏位）があると右眼が下方に、左眼が上方に偏ります（**図3b**）。斜偏位が観察できた場合、医師は手で患者さんの片眼を交互に遮蔽します（**図3c**）。右眼を遮蔽すると左眼はゆっくり下に向いていき、左眼を遮蔽すると右眼はゆっくりと上に向かっていきます。

図3　test of skew deviation（斜偏位の検査）

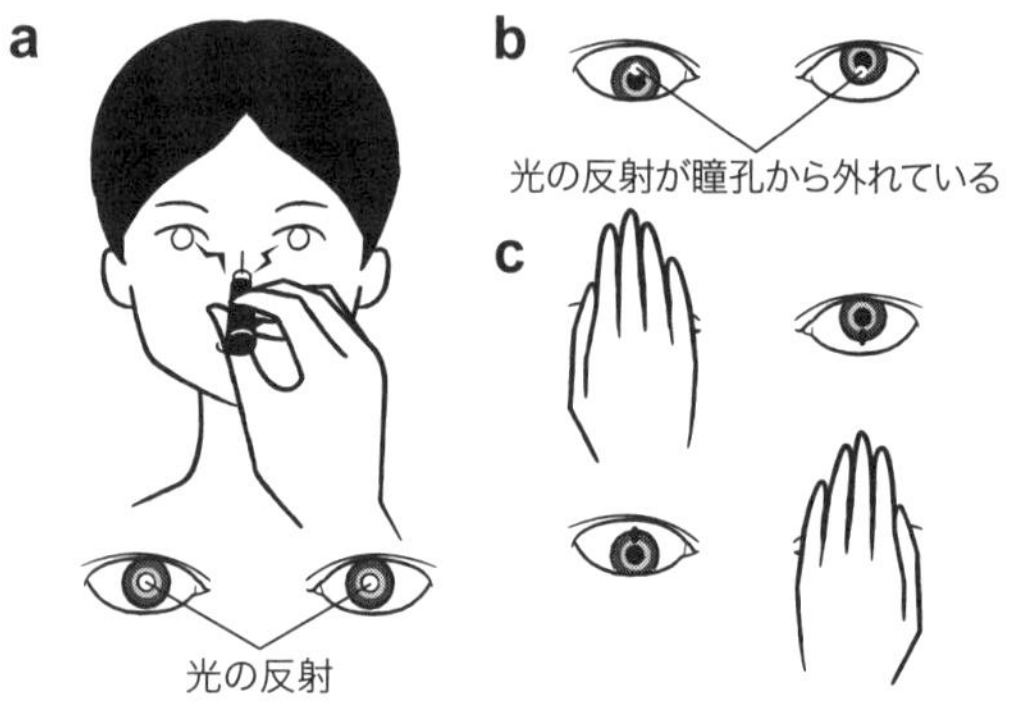

この現象が認められれば test of skew deviation は陽性ということになり、脳梗塞が疑われます。

なお、2014年には「HINTS plus」という方法が報告されました。右に述べたHINTSの判断に聴力検査を加えたものです。

ＨＩＮＴＳでは、ＡＶＳで①corrective saccadeが認められ、②direction-changing nystagmusがなく、③skew deviationも陰性である場合は脳梗塞の可能性を除外してよいわけですが、さらに聴力が正常であれば、10㎜以下の脳梗塞の可能性はないと判断できる、というものです。聴力検査は、前述した耳こすり（耳から15㎝離れたところで親指と人指し指をこすり合わせた音が聴こえるか、左右差がないか）で判断できます。

どこを受診したらよいのか

急激なめまい（および吐き気・嘔吐）に伴う症状の見方について述べてきましたが、それをどのように判断したらよいのか、少し説明しておきたいと思います。具体的に、どこの病院（診療科）を受診すればよいのかです（図４）。

最も危険な状況としては、激しいめまいとともに、手足や言葉の麻痺も伴う激しい頭痛もあるという場合は、すでに「末梢性めまい」とはいえません。これは救急の対象と考えるべきでしょう。脳梗塞、小脳の出血などの可能性があり、一刻も早く神経内科の専門医の診療を受けなければいけません。

強いめまいと吐き気（嘔吐）はあるが、ほかに症状はない、めまいもすぐに治まったということであれば、ＢＰＰＶが疑われます。とくに、頭の位置を一定の方向に倒すとめまいが起こるのであれば、ほぼBPPVです。生命に心配はありませんが、念のために耳鼻咽喉科を受診しましょう。

ただし「症状はめまいと吐き気だけでほかに伴う症状はないけれども、めまいは頭の位置とは無関係のようだ」という場合には、めまい専門医のいる耳鼻咽喉科か、神経内科を受診します。

耳鳴や難聴が伴うときは、前述のようにできるだけ早く耳鼻咽喉科を受診します。

ストレス、不眠、過労などでめまいを繰り返す場合には、かかりつけ医がいれば相談してもよいでしょう。めまいが続いて気になるなら、めまい専門医のいる耳鼻咽喉科、神経内科、心療内科などが適当でしょう。

図4　症状と受診する科

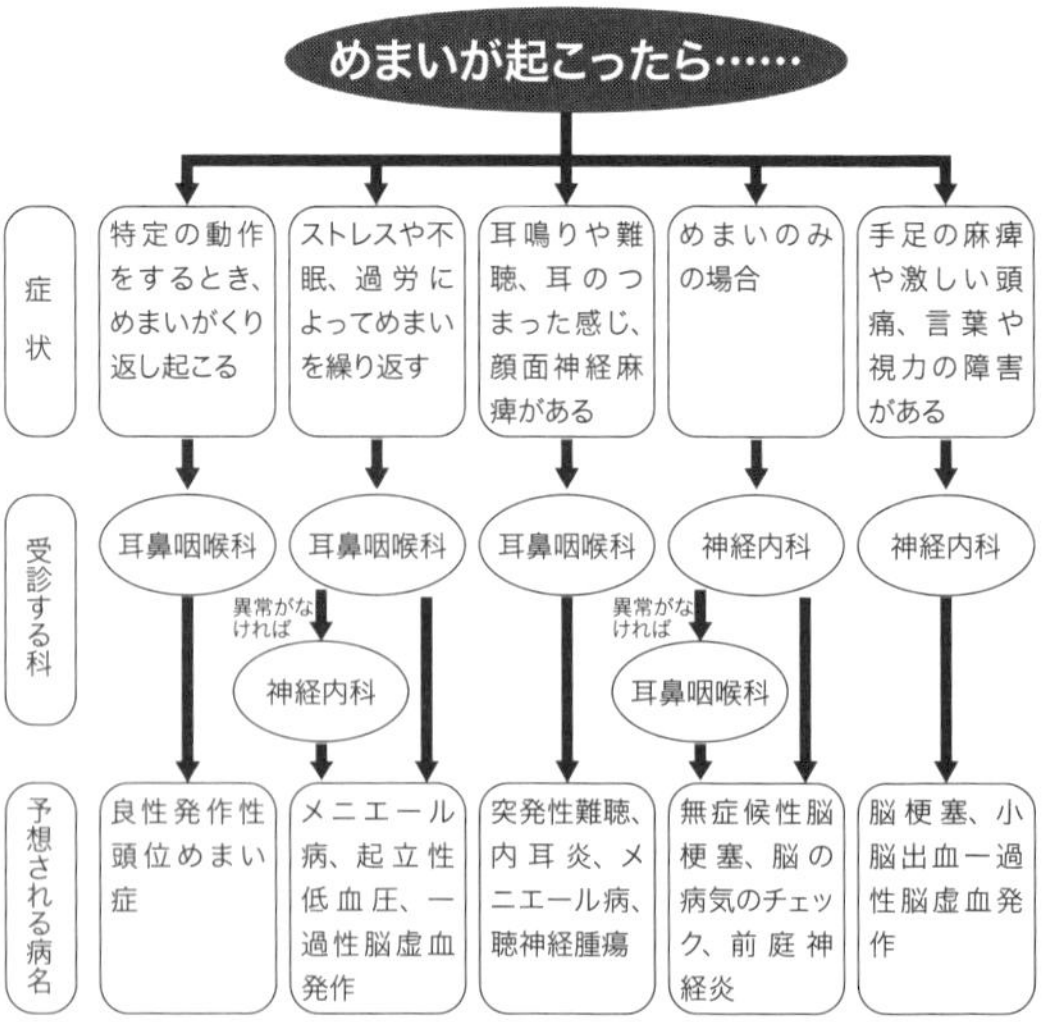

耳鼻咽喉科の「めまい専門医」とは

前の項では「めまいを診たがる医師は少ない」ということを述べました。それは、めまい診療がきわめて表面的な部分しか行われず、たくさんの患者さんが「めまい難民化」していることの一つの（大きな）理由です。

しかし、さまざまなめまいに対して真摯に向き合って診療を続け、なかには重大な脳神経疾患などを発見することに寄与している「めまい専門医」もいます。めまいの症状を心配している患者さんとしては、そのような専門医に診てもらうのが解決への早道であることはいうまでもありません。

ところが、めまい専門医は決してどこにでもいるわけではなく、自分はどの耳鼻咽喉科クリニックを受診するべきかが簡単にはわからない、という状況があります。

日本めまい平衡医学会では、一般の方が判断しやすいように、「めまい相談医」の認定制度を設けています。同学会のホームページを見れば、全国のめまい相談医が一覧できるようになっています。名簿にある医師の名前がそれぞれの耳鼻咽喉科クリニックのホームページにリンクしていますから、めまい診療に積極的な耳鼻咽喉科クリニックを探すうえでは、一つの参考になるとは思います。

私自身も、開業と同時にめまい相談医の認定を受けました。しかし私自身は、「めまい相談医の診療を受ければ安心」とはいえないと考えています。というのは、めまい相談医の認定を取るためには、詳細は日本めまい平衡学会のホームページに記載がありますが、ポイントだけを述べますと、試験も論文発表も、めまい診療の実績の認証も必要ありません（現在は試験がありますが）。同学会が主催する講習会に出席した医師が、必要な書類と認定を受けるための費用を提出すれば、それだけでめまい相談医になれるからです。

めまい相談医は「めまい診療に興味がある」ことはわかりますが、実際にめまいを診るために必要な検査機器をそろえ、その見方を理解し、さまざまな可能性のあるめまいという症状を総合的に（ときには耳鼻科領域を超えて）鑑別診断ができるかというと、簡単ではありません。それをめまい相談医に求めるのは酷ではないかと思います。

そこで、もう一つの認定制度があります。それはめまい平衡医学会の「専門会員」です。専門会員として認定されるために求められることはいくつかありますが、とくに「めまい平衡医学に関する論文報告を10編以上（うち1編は英文）書く」というハードルは簡単ではありません。

第2部の冒頭に詳しく書くつもりですが、私は大学病院の勤務時代から少しずつ論文を残しました。しかしそれでは足りず、開業後も患者さんの統計を取って検討して論文にしていきました（第2部参照）。そして2013年、ようやく「専門会員」に認定していただけました。

同学会の専門会員の認定規定では、10編の論文のうち原則として症例報告は3編以内とされています。私はもともと大学病院でも臨床しかやってこなかったし、まして開業して毎日外来に忙殺される町医者の身でしたから、これはかなり大変なハードルでした。もちろん私だけの力では難しかったでしょう。恩師である熊本大学耳鼻咽喉科の湯本教授や、大学勤務時代にともにめまい外来をやってくれた同僚先輩医師の助けがあったためです。

しかし、そうした努力の結果、名実ともに「専門会員」として胸を張れるだけの知識と経験が積めたものと自負しています。

めまい平衡医学会の専門会員であれば、耳鼻科医でも脳神経の異変によるものを発見できる可能性は高くなります。その場合には神経内科など、適切な診療科を紹介してもらえるでしょう。

全国の「専門会員」も日本めまい平衡医学会のホームページに列挙されていますから、精密な検査と所見、的確な治療をしてほしいと考えるのであれば参考になると思います。

第 2 章

めまいの正体

なぜ「めまい」が起こるのか？

無意識の平衡バランスがくずれた状態

本章では、急激なめまいを起こす疾患について具体的に検討していくことにしましょう。まずは、あまり知られていないが最も多い「良性発作性頭位めまい症（BPPV）」から説明していきたいと思いますが、その前に「めまい」という症状がなぜ起こるのか、その基本的なところを考えてみたいと思います。

「めまいはなぜ起こるのか？」

私たちの身体は、もともと地球の重力に対していつも微妙なバランスを保つようにできています。当たり前のことです。その当たり前の機能が、なんらかの理由で障害を受けて働かなくなる（左右バランスをくずす）とめまい感が起こるというわけです。

めまいは感覚の受け取り方の異常であって、実際に地球が動いているわけではないのはもちろんです。

めまいの原因が主に耳と脳に分類できるのは、内耳でバランス感覚を知覚し、それを脳神経に手渡しして処理しているからです。もう少し詳しく説明しましょう。

平衡バランスを維持するための3つの身体機能

バランスを保つために、身体には３つの機能が備わっています。耳の奥の内耳にある①平衡感覚と、目から得られる②視覚と、手足の筋肉が感知するバランス感覚（③深部知覚）の３つです。

①平衡感覚、②視覚、③深部知覚の３つの機能によって得られた情報は、すべて脳の奥深いところにある「脳幹」という場所に届けられ、小脳や大脳に送られます。それではじめて「おっと危ない」と思うわけです。

このとき瞬時に、大脳や小脳から、眼球の筋肉・手足の筋肉・姿勢を維持するためのインナーマッスル群などに「バランスを取るために収縮せよ」という指令が出ます。それで「おっと危ない」と感じると同時に、身体を立て直す動きが可能になります。

人間は普通に2本の脚で立って、歩いたり走ったりしていますが、これはきわめて精密なバランス感覚と、それに対応する筋肉群の連携がなければ不可能です。そのような精密なバランス感覚は、いつも自分の身体の体勢を前述の３つの機能によって感知し、その情報を瞬時に大脳や小脳に届け、大脳や小脳が瞬時に筋肉などにフィードバックすることで、保って

図１　身体のバランスの維持

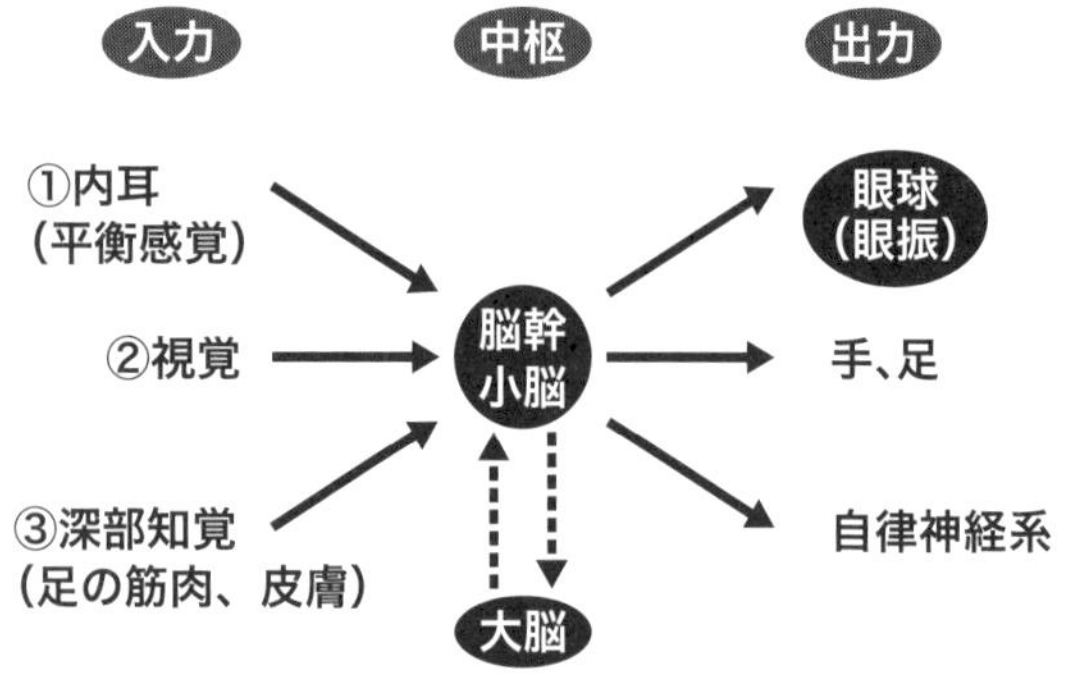

いられるわけです（図1）。

そこには、私たちの意識や思考は介在していません。健康な身体が勝手にやってくれていることです。だからこそ、その精密なバランス感覚がくずれ、「めまい」という経験のない状況になったとき、私たちはこれ以上ないほど狼狽し、とてつもなく大きな不安に駆られるのではないかと思います。

めまいの原因は耳、あるいは脳

この3つの機能のうち、②視覚や③深部知覚に障害が起こっても、「めまい」という症状は起きません。動きのバランスが取れないほどの障害が目とか筋肉に起これば、患者さんにはそれがわかる（目や筋肉の症状が先に立つ）ので、めまいにはなりません。

つまり、めまいというのは、耳から脳を介して無意識で働いている①平衡感覚のどこかでトラブルがあったときに起こるのです。そしてこれは、第1章で説明したように、耳（内耳）に起こった場合（末梢《まっしょう》性めまい）と、脳（脳幹・小脳等）に起こった場合（中枢《ちゅうすう》性めまい）

に分けられます。

めまいの原因をこのように分類しているのは、治療法や対処の仕方に違いがあるからです。とくに「中枢性めまい」は脳卒中を示していることもあり、その可能性が隠されている場合もあるので注意が必要になります。

実際、めまいは脳卒中のような重篤な疾患の前触れだったり、まさにそうした危険な病気の症状として起こることもあります。これは最も注意しなければいけないめまいなのですが、第1章でも強調したように、危険な「中枢性めまい」というのはすべてのめまい疾患のほんの数パーセントにすぎません。急激なめまいのほとんどは、心配不要のめまいなのです。

さらに、耳が原因の「末梢性めまい」のほとんどは、このあと詳しく述べる「良性発作性頭位めまい症（ＢＰＰＶ）」という疾患です。頭を特定の位置にすると起こるめまいで、寝返りなどがきっかけで発症することが少なくありません。

ＢＰＰＶは急にひどいめまいを起こすので、患者さんはびっくりします。しかし、的確な治療で比較的簡単に治りますし、放っておいても自然に治ってしまいます。ただし、40％程度という高い割合の患者さんで再発します。半規管内に入り込んだ耳石がもともと存在している卵形嚢という場所に戻ったときに、自律神経の乱れが起き、しばらくふらつきが残る場合がありますが、小脳の前庭代償（めまいのアンバランスを補正する小脳機能）によって少しずつ治ってくるので、生活に問題を残すようなことはありません。だから名前の最初に「良性」と付いているわけです。

つまり急性の激しいめまいというのは、ほとんどが良性ではあるが、ときどききわめて危険な病気が隠れていることもある、ということになります。ここが、患者さんにとっても、これを診療する立場の医師にとっても難しいところであるわけです。

末梢性めまい（耳の問題）なのか、中枢性めまい（脳の問題）なのかを鑑別することがまず重要というのは、このためです。めまいの最初の診療（問診や検査）も、末梢性めまいなのか中枢性めまいなのか（つまり原因はどこにあるのか）に重点を置いて行われます。

ただし、中枢性、末梢性のほかにも、自律神経の異常による起立性調節障害によるめまい、心因性めまい、さらに原因がまったくわからないめまいもあります。あるいは、高血圧・低血圧や糖尿病などの全身的な原因がおおもとにあって、そのために平衡感覚の連絡経路で循環不良などが起こり、めまいが現れることもあります。

しかし、これらについても「中枢性でなければとりあえず大きな問題ではない」と鑑別されればOKなので、ここではとくに取り上げません。

心因性のめまいについても、あとで詳しく述べたいと思います。

まずは、BPPVを理解することから始めましょう。

良性発作性頭位めまい症（BPPV）って何？

耳の中で起こる「あること」

嘔吐《おうと》するほどの激しいめまいが頭を動かしたときに急激に起こって、難聴や麻痺《まひ》などほかの症状が伴っていなければ、それはおそらく良性発作性頭位めまい症（ＢＰＰＶ）です。

ＢＰＰＶは、めまいのなかでもいちばん多い疾患です。めまいで受診する患者さんのうち、市中の病院では30〜40％を、大学病院では論文によってばらつきはありますが約12〜30％を、この疾患が占めています。

めまいを訴えて当クリニックを来院した５４７名（２００８年から1年間）のうち、47・8％と約半数がＢＰＰＶでした（③増加傾向にある良性発作性頭位めまいとその治療法⇩Ｐ１３９・図１）。

この、最も多いけれどもあまり知られていなかったＢＰＰＶというめまいが、どのように起こるのか、これからわかりやすく述べていきたいと思います。

ＢＰＰＶという疾患は、平衡感覚を得るための内耳の三半規管で「あ、こ、と」が起こったときに突然、発症します。その「あること」がどのようにして激烈なめまいを起こすのかを理解するには、まず耳の（とくに内耳の）構造と、それがいかに平衡感覚を獲得しているのかについて、理解しておく必要があります。

平衡感覚というのは3次元世界の重力下におけるバランスですから、それを把握して保つためには、前後左右および上下の視点を組み合わせた3D構造が必要です。私たちの耳の奥にある内耳の構造もきわめて複雑にできていて、まさに3D対応になっています。

この3D対応の内耳を2次元の図で理解するのは簡単ではありませんし、まして一般の読者のみなさんに対して専門用語を含む文章で説明して完全に理解していただくのは、いささか困難かもしれません。

ただし、その構造自体はとてもシンプルです。よくできているものだなあ、と思えます。できるだけわかりやすい表現を心がけますので、しばらくお付き合いください。

バランスセンサーとしての内耳機能①――回転運動を感知する3本の管、三半規管

あらためて耳の機能を考えてみると、一つはいうまでもなく音を感知して脳に伝える「聴く」ということで、もう一つが「平衡感覚」です。

平衡感覚のために働いているのが、鼓膜のさらに奥にある「三半規管」と「耳石器（前庭）」

図２　内耳の構造

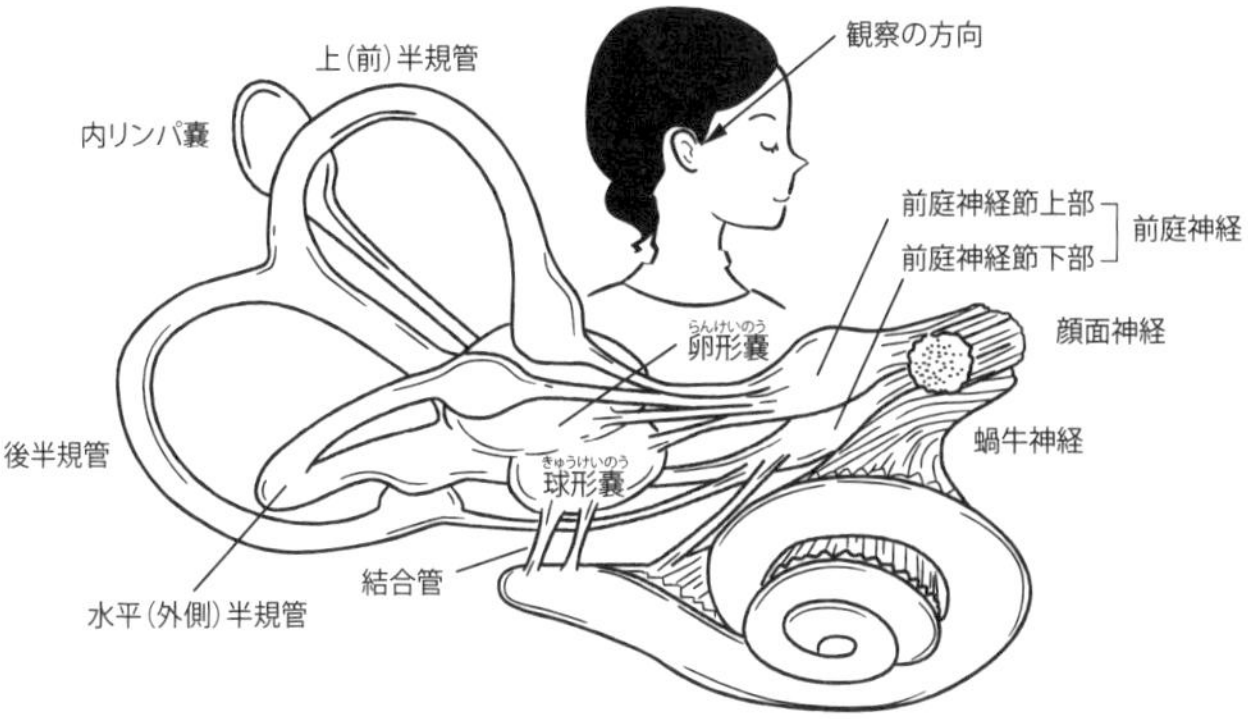

という器官です（図２）。
「三半規管」は文字通り、半円状の３本の管が立体的につながった構造になっています。これらの３本にはそれぞれ、前側に斜めに倒れている「前半規管」と、後ろ側に斜めに倒れている「後半規管」、耳の外側に水平に延びている「水平（外側）半規管」という名前が付けられています。それぞれの名前は、位置関係を表しているわけです。
　この三半規管はそれぞれが管になっているわけですが、その内部には水（リンパ液）が入っています。そして内部のリンパ液がどのように動くかによって、身体の回転運動の情報を感知できるわけです。
　たとえば、身体が右に回転すると三半規管も同じように、身体の中心軸を中心に右に旋回していきます。このとき三半規管の内部にあるリンパ液は元の位置に取り残される形になり、結果的に三半規管の内部で左向きに動きます。電車が止まったとき進行方向に身体が動くようなものです。

このリンパ液の動きは、それぞれの三半規管のもとの部分で膨らんでいる「膨大部（クプラ）」と呼ばれる部分が感知します。そして、その回転運動の方向や程度が、前庭神経を通って小脳に伝えられるわけです。

バランスセンサーとしての内耳機能②――前後左右、上下の動きを感知する「石」

また、三半規管がくっついているすぐ下には「耳石器（前庭）」という器官があります。耳石器には、耳石（カルシウム製の小さな石のようなもの）と呼ばれる物質がくっついていて、これが頭の位置を立体的に感知しています。

前後左右の動きや上下移動を感知するために働いているのは、耳石器内部で2つに分かれている卵形嚢《らんけいのう》と球形嚢《きゅうけいのう》です。

卵形嚢は耳の外側（外耳）に向けて水平面に、球形嚢は垂直に、それぞれ位置しています。それぞれの内部の感覚細胞の上には毛が生えていて、身体が前後左右、上下に移動したときに刺激を受けるようになっています。その情報も前庭神経を介して小脳に伝わり、身体（頭）がどのように動いたのかがわかるようになっています。

左右の異なる情報による混乱が「めまい」という症状

このようにして内耳で得られた位置情報は、実際には視覚や筋肉の感覚から得られた情報と一緒になって脳で処理され、その対応のために目や手足などの筋肉に「このように動け」という指令が行きます。それで私たちは自分自身の前後、左右、上下の位置関係を理解し、身体のバランスを取ることができているわけです。

バランス情報は常に左右の内耳、目、手足の筋肉などから同時に脳にやって来ます。いつも左右同時で、左右の情報は理に適っているのが当たり前です。

ところが、左右のどちらかの器官に障害があると（あるいは中枢性のトラブル等によって障害されると）、脳に入ってくる情報にも左右のアンバランスが生まれてしまいます。すると脳から目や手足などの筋肉に出される指令もアンバランスなものになり、混乱を来します。めまいというのは、その結果なのです。

ちなみに、三半規管と耳石器につながっている「蝸牛《かぎゅう》」と呼ばれる部分は、耳のもう一つの機能、音を伝達するための器官です。この内部構造もかなり複雑で、そこでもリンパ液が深く関わっています。

良性発作性頭位めまい症（BPPV）はなぜ起こる

さて、このような内耳において、めまいで最も多い良性発作性頭位めまい症（BPPV）はどのようにして起こるのでしょうか。

その発症の仕組みを理解することで、BPPVなら激しいめまいでも転倒やクルマの運転に注意する程度でよい、死につながるような重大な疾患を心配する必要はない、ということをわかってほしいと思います。BPPVというのは、そのくらいちっぽけな出来事で起こっているからです。

その出来事の主役となるのは、前述した「耳石器（前庭）」にくっついていて頭の位置のセンサーとなっている耳石です。

中高年になると誰でも、耳石器にくっついている耳石がはがれやすくなります。とくに女性は、閉経後のホルモン分泌の変化によって耳石がはがれやすくなるという報告があります。患者さんの統計においても、BPPVは中高年の女性に多いことがわかっています。

さて、耳石器からはがれた耳石はリンパ液の中をさまよいます。頭の位置が変わるごとに、耳石器の中であちこちへ浮遊するわけです。耳石器は三半規管とつながっていますから、はがれた耳石は三半規管の管の中に入り込んでしまうこともあります。

そうなると、何が起こるでしょうか。

三半規管の内部にもリンパ液が満たされていて、そのリンパ液の動きによって脳は身体（頭）の回転運動を感知している、と前項で述べました。三半規管内のリンパ液が動くと、身体（頭）が「回転した」と感じ、眼球が動くわけです。

耳石が三半規管の内部に入り込み、さらに頭の位置を変えたときにその耳石が三半規管内部で動くと、その耳石の動きによって三半規管内のリンパ液も動いてしまいます。三半規管内のリンパ液が動き、それをクプラ部分で感知すれば、身体（頭）が回転したというニセの情報が脳へ行きます。

耳石がはがれて三半規管に入り込むということは、そうそうあることではありません。だから、ほとんどは片側の耳で起こります。片側の三半規管内だけでリンパ液が動くわけです。すると脳は、身体（頭）が回転していないにもかかわらず、片側だけ「回転している」という情報を受け取り、眼球の筋肉に対して「回転に対応せよ」という指令を出します。バランスを取るように、眼球を動かせ、といってくるのです。結果として、目は異常な動きを起こします。これが「眼振（眼球振盪《しんとう》の略）」と呼ばれる、めまいを起こしたときに特徴的な眼球の動きです。こうして激烈なめまいが起こるわけです。

眼振がどのように起こっているかを調べる検査は、中枢性めまいか末梢性めまいか、さらにどのような疾患の可能性があるのかを考えるうえで、きわめて重要な検査です。それは、もともと眼振がどのように起こるのかを理解していないと、調べることができません。

眼振の仕組みについては、第3章の検査のところで詳しく述べたいと思います。

自律神経もろとも、耳石の動きにだまされる

さて、耳石の浮遊によって片側の三半規管内で起こったリンパ液の動きは、実は現実には起こっていないニセの回転情報です。つまりガセネタであるわけですが、脳はそれを信じてめまいを起こします。

このようにしてBPPVのめまいが起こったとき、同時に吐き気がしたり、実際に繰り返し吐いてしまう患者さんもたくさんいます。これは、自律神経もガセネタにだまされてしまった結果です。

内耳で得られたバランス情報を処理して脳へ送っている脳幹は、自律神経の働きも調整しているところでもあります。このため、激しいめまいが起こると自律神経の調整もうまくいかなくなり、気分が悪くなって冷や汗が出たり、嘔吐を繰り返したりするのです。

患者さんにとってはめまいと同時に、ひどい吐き気と嘔吐が非常に苦しく、重症だと生活に支障をきたすことになります。BPPV自体は応急的な処置を必要とするような重大疾患

ではありませんが、症状がひどい場合には、安定剤や吐き気止めなどの薬を点滴する必要が出てきます。

耳石が卵形嚢に戻ることで治癒

ＢＰＰＶを起こした患者さんに話を聞くと、「寝ている体勢から急に起きたらめまいがした」とか「寝返りをうったら急に目が覚めて天井がぐるぐる回っていた」とか「星を見ようと上を向いたら急に目が回った」などといいます。しかしそれは、耳石器（卵形嚢）からはがれて三半規管に入り込んだ石がちょっと動いただけです。

したがって、じっとしていれば三半規管内のリンパ液の動きも落ち着くので、激しいめまいも数十秒のうちに治まっていきます。しかし頭の位置を変えたために動いた耳石は、頭をもとの位置に戻したときにも動きますから、「あぁ、やっと治った」と思って起き上がるとまた激しいめまいがしたりします。患者さんは治ったと思ったら再発したので、さらに心配になって「もしかして脳卒中なの!?」とあわててしまうのです。

めまいに対する過度な心配や不安は、かえってめまいを起こしやすくしますし、悪心や嘔吐といった自律神経症状の悪化にもつながります。ＢＰＰＶであれば、患者さんが心配する必要はまったくないわけです。

なぜそういえるかというと、「これは心配いらないめまいなのだ」ということがわかっていれば身体がめまいに慣れてきて、そのうち起こらなく（めまいとして感じなく）なるからです。

本当に自分がぐるぐる回転しているわけではないので、「あぁ、これは耳石のイタズラで伝わったガセネタによるめまいなんだな」ということを理解することが大切です。でも、それがわかっていると、なぜめまいなどの症状が自然に軽くなって消えていくのでしょう。やがて三半規管内に入り込んだ耳石がもともと存在していた卵形嚢に自然に戻ったら、耳石が溶けてなくなってしまうからです。

その後、間違った情報によって起こっていためまい（ニセの感覚）が、視覚や深部知覚と矛盾していることに小脳が気づくからです。ガセネタに気づいた小脳は、これを補正し、めまい感を打ち消すことができるようになるからです。

これは小脳で行われる「前庭代償」と呼ばれるものです。この前庭代償が働くようになれば日常生活も問題なく送れるようになります。

頭位を変える体操で症状改善

ＢＰＰＶの症状を改善するために、あえて頭位を変えて耳石を卵形嚢に戻したり、自然に溶けてしまうようにして、めまいを治しましょう。

ＢＰＰＶのめまいは、長くても1分くらいで治まります。頭の位置を変えたときにめまいがしたら、落ち着いてしばらく安静を保ってめまいが治まるのを待ちます。

このような対処は「脳の病気だったらどうしよう！」という不安があればできることではありませんから、その意味でも「ＢＰＰＶは良性で自然治癒することが多い」ということを理解しておくことが大切なのです。むしろ、「めまいをガマンして目をつぶっていることは治療の一つだ」と考えればよいでしょう。

ＢＰＰＶを自宅で治すための体操を積極的に行うことが早期改善のために有効です。それは「Brandt-Daroff《ブラント・ダロフ》法」と呼ばれる体操です（図3）。これはＢＰＰＶの患者さんに耳石を動かして卵形嚢に戻すための体操ですから、三半規管の中に耳石があればめまいが起こります。しかし、ガマンして行うことが必要です。

以下の①〜⑤を行うと5分間です。これを1回として、朝起きたときに2回、寝る前に2回（合計1日20分間）を行うとよいでしょう。

【自分でできるＢＰＰＶめまい体操（Brandt-Daroff法）】

①ベッドに腰掛け、1分間じっとしています。

②上半身を右に倒し、顔は斜め上45度を向いて、1分間じっとしています。

図3　Brandt-Daroff法（右後半規管型BPPVの場合）

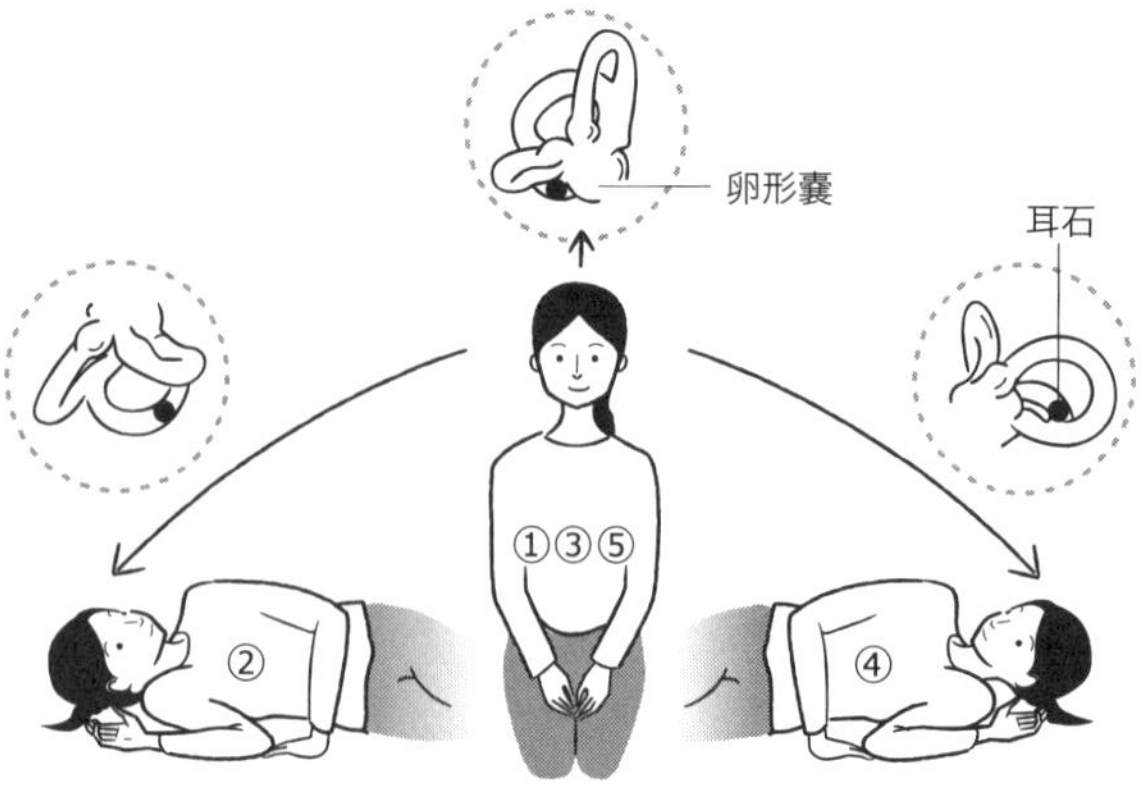

身体を上記のように動かしている間に耳石が卵形嚢に戻る

③もとの腰掛けた姿勢に戻り、再び1分間じっとしています。
④次に、上半身を左に倒し、顔は斜め上45度を向いて、1分間じっとしています。
⑤もとの姿勢に戻り、1分間じっとしています。

腰痛、高齢、療養中などでめまい体操ができないときは

Brandt-Daroff法は誰でもできる簡単な体操ですが、腰痛や背中の痛みがあってできない、あるいは療養中だったり、高齢で動きが心配だという場合もあります。このようなときは、仰向けに寝て頭を動かす、次のようなやり方で同様の効果を得ることができます（図4）。

これも朝晩2回ずつ、行うとよいでしょう。

【自分でできるBPPVめまい体操（Brandt-Daroff法ができない場合）】

①仰向けに横になり、上を向いたまま1分間じっとしています。
②身体はそのまま、顔だけゆっくり右下を向き、そのまま1分間じっとしています。
③もとの上を向いた姿勢に戻り、再び1分間じっとしています。
④次に、身体はそのまま、顔だけゆっくり左下を向き、そのまま1分間じっとしています。
⑤もとの姿勢に戻り、1分間じっとしています。

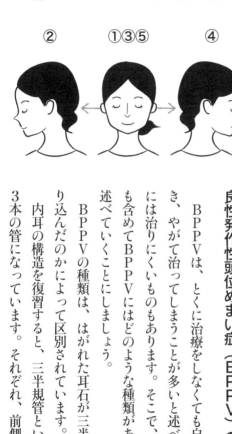

図４　Brandt-Daroff 法ができない場合

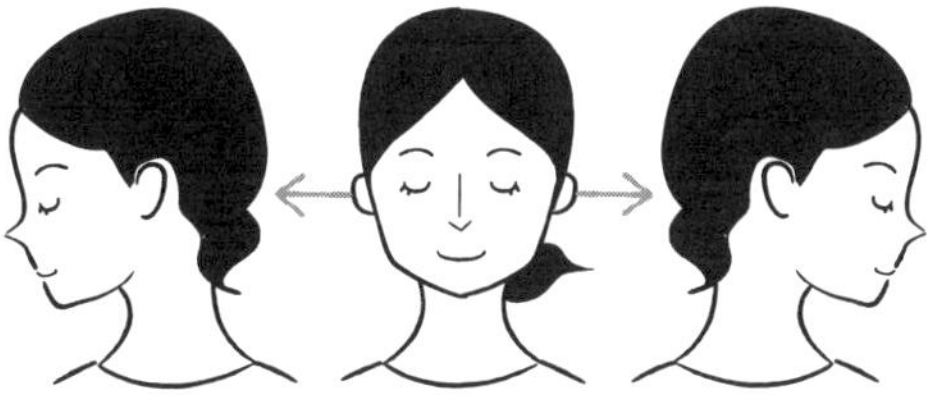

良性発作性頭位めまい症（BPPV）の種類

ＢＰＰＶは、とくに治療をしなくても自然に改善していき、やがて治ってしまうことが多いと述べましたが、なかには治りにくいものもあります。そこで、治りにくいものも含めてＢＰＰＶにはどのような種類があるのか、ここで述べていくことにしましょう。

ＢＰＰＶの種類は、はがれた耳石が三半規管のどこに入り込んだのかによって区別されています。

内耳の構造を復習すると、三半規管というのは半円状の3本の管になっています。それぞれ、前側に斜めに倒れている管を「前半規管」、後ろ側に斜めに倒れている管を「後半規管」、外側に水平に倒れている管を「水平（外側）半規管」と呼びます。

ＢＰＰＶの種類としてはまず、耳石が後半規管内に入り込んだ「後半規管型ＢＰＰＶ」と、水平（外側）半規管内に入り込んだ「水平（外側）半規管型ＢＰＰＶ」の2種類に分けられます。

では、もう一つの前半規管に入り込む「前半規管型ＢＰＰＶ」はないのかというと、もちろんあります。しかしきわめて事例が少なく、私も数えるほどしか患者さんをみたことがありません。というのは、前半規管は寝ても起きても耳石器よりも上側に位置しているので、耳石器からはがれた耳石が前半規管に入り込むことはまれだからです。

耳石は後半規管に入り込むことが多く、多くの論文では後半規管型が最も多くなっています。ただし、近年は水平（外側）半規管型ＢＰＰＶの概念が広がり、私のクリニックでの統計では同部位に入り込んだＢＰＰＶが最も多かったです。

ただし、ＢＰＰＶの種類はこれだけではありません。

それぞれのＢＰＰＶのうち、入り込んだ耳石がクプラ部分（内部のリンパ液の動きを感知する部分）にくっついてしまったものを「クプラ結石症」として区別しています。

クプラはゼラチン様の膜でおおわれているので、耳石のような物質がそこにくっついてしまうと取れにくくなります。このためクプラ結石症のＢＰＰＶは後述する耳石置換法と呼ばれる治療方法が困難（くっついた耳石をはがさないと耳石置換法ができない）なので、ＢＰＰＶのなかでは治りにくいタイプとして扱われています。ただし、頭位変換時のめまいが３分程度と半規管型のＢＰＰＶより長く持続します。

それでもＢＰＰＶですから、心配のないめまいであることに変わりはありません。

専門医による治療は？

突然激しいめまいが起きたときにどうするか、中枢性めまいか末梢性めまいかを大まかに判断してどのように受診行動に結びつけるかなどについては、すでに述べました。ＢＰＰＶは治療しなくても自然治癒することもありますが、念のために中枢性めまいとの鑑別のためにも受診したほうがよいでしょう。

ここでは専門医によるＢＰＰＶの治療について、簡単に述べておきたいと思います。めまいで耳鼻咽喉科（めまいの専門医）を受診すると、第3章で述べるような問診や検査が行われ、まずは中枢性めまいとの鑑別が行われます。そして良性発作性頭位めまい症（ＢＰＰＶ）と診断された場合には、三半規管内に入り込んだ耳石をもとの耳石器に戻すため治療（耳石置換法）が行われます。

治療といっても、前述のBrandt-Daroff法のように頭位を動かす体操です。しかし、目的が違います。Brandt-Daroff法は三半規管のどの部位に耳石が入り込んでいても、卵形嚢（もともと耳石がある場所）に戻りやすくする治療であり、かつ患者さんがめまいの感覚に慣れるために行うものですが、医師が行う耳石置換法は、耳石が入り込んでいる三半規管に特異的な耳石の戻し方を行います。患者さんの頭を一定の方向に動かし、意図的に耳石をめまいの起こらない場所に戻すことが目的になります。

やり方としては、Epley《エプレイ》法（図5）、Lempert《ランパート》法などがあります（図6）。Brandt-Daroff法と違って、眼振をみて、どの半規管に耳石が入り込んだかを見極めて、耳石をもとに戻す治療です。耳石の存在部位をわからずに、むやみに行っても効果はありません（かえって悪化することもあります）。

自分のBPPVは何型なのか（つまり耳石がどの三半規管に入り込んだのか、クプラ結石型なのかどうか）を把握したうえで、それに合わせた耳石置換法を行わなければ意味がないのです。具体的には、Epley法は後三半規管型の治療のために、Lempert法は水平（外側）半規管型の治療のために行われます。

したがってこれらの耳石置換法は、専門医の診察を受け、各種の検査によってどのようなタイプのBPPVなのかを確定診断してもらったうえで、専門医の手によって行う必要があ

図５　右後半規管 BPPV に対する Epley 法

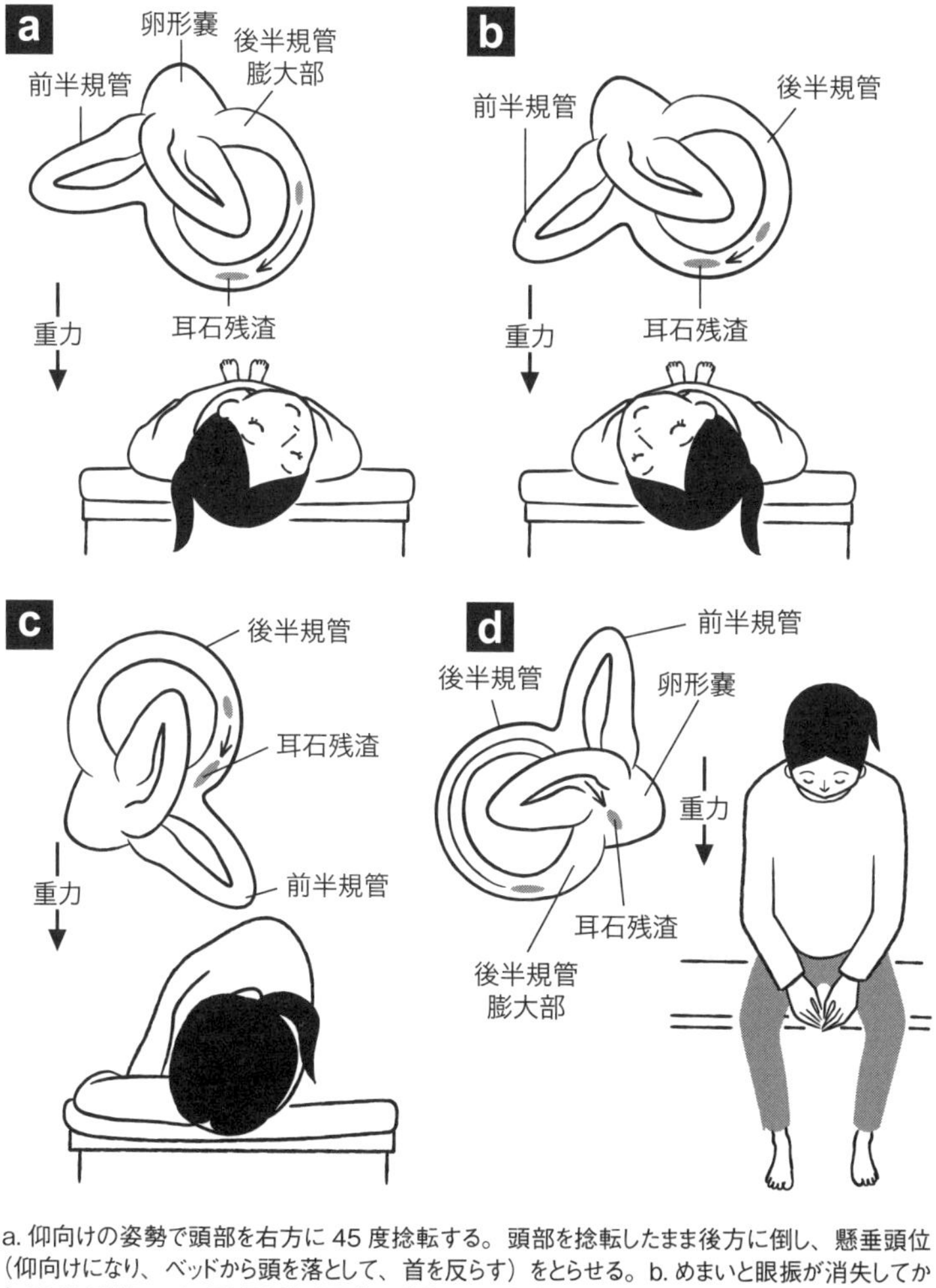

a. 仰向けの姿勢で頭部を右方に 45 度捻転する。頭部を捻転したまま後方に倒し、懸垂頭位（仰向けになり、ベッドから頭を落として、首を反らす）をとらせる。b. めまいと眼振が消失してから 30 秒ほどおいて、頭部を懸垂頭位の状態のまま左方に 90 度捻転する。c. 再度、めまいと眼振が消失してからさらに 90 度頭を同方向に捻転する。このとき、体も一緒に捻転させる。d. 頭部を捻転させた状態のまま起き上がり、座位の姿勢に戻る。

図 6　右水平（外側）半規管型 BPPV 半規管結石症に対する Lempert 法

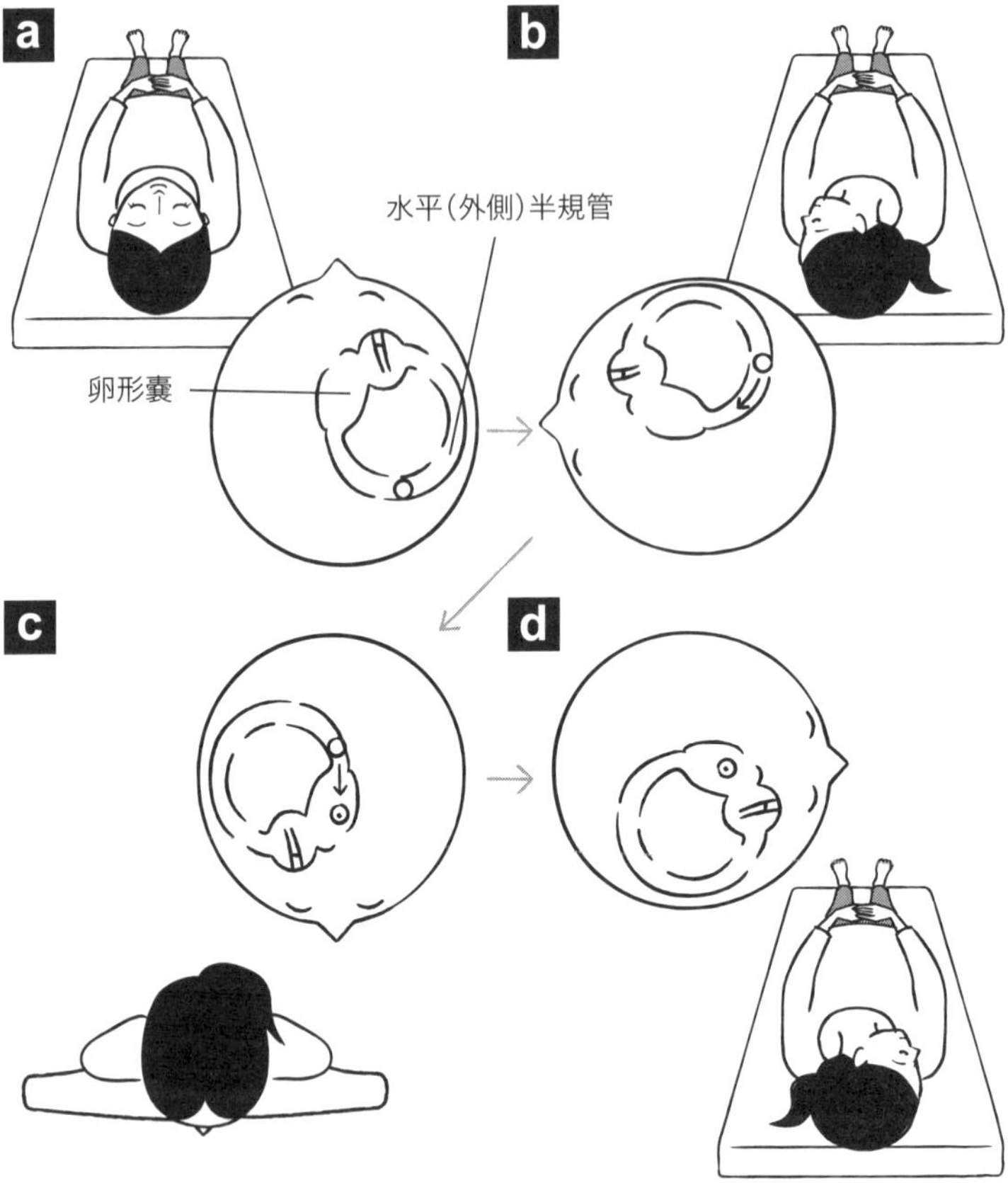

a. 仰臥位になり正面を向き、眼振が消失するまでその姿勢を維持する。
b. 眼振が消失したら、頭部を健側に 90°回転させ、眼振が消失するまでその姿勢を維持する。
c. 眼振の消失を確認したら、頭部はそのままで体幹のみを健側に 180°回転させたあと、頭部を同じ方向に 90°回転させて伏臥位となり、眼振が消失するまでその姿勢を維持する。
d. 眼振が消失したら、頭部を同じ方向に 90°回転させ、眼振が消失したら体幹も同方向に 90°回転させ側臥位となる。そのまま状態を起こして、座位の姿勢に戻る。

ります。

最近は、ＢＰＰＶという内耳の疾患が少しずつ知られてきたためか、耳石置換法の方法が簡単なパンフレットなどで紹介されていることがあります。しかし専門医の診断を受けていない人は、自己判断で行わないほうがよいでしょう。耳石の存在部位を間違った方法を行ってしまい、かえって治りが遅くなる可能性もあります。

繰り返しになりますが、先述したBrandt-Daroff法や、高齢者向けの仰向けに寝て頭を動かす体操は、自宅にてＢＰＰＶの再発予防のために行うものですが、受診してＢＰＰＶと診断された場合のみに行ってもらえます。

クプラ結石症には理学療法が効果的

とくに、水平（外側）半規管型ＢＰＰＶ型のクプラ結石症の場合、耳石をクプラから外す必要がありますので、専門医がLempert法などの耳石置換法を行っても、それだけでは改善に向かわない例があります。

ＢＰＰＶは自然治癒となることが多いため、大学病院では患者さんが少ないのですが、このタイプの患者さんは多くが大学病院を受診していることが統計的にわかっています。近場の耳鼻咽喉科クリニックで治療しても治らず、治療が長期化して大学病院を訪れる患者さんが多いものと思われます。

クプラ結石症は、前述の耳石置換法や頭位を変換する体操（Brandt-Daroff法）によって改善するという報告がありますが、治癒までにかなり時間がかかります。そこでまずクプラ部分にくっついた耳石を取り外して浮遊させ、そのあとで耳石置換法やBrandt-Daroff法を行う必要があります。

これまではクプラ部の結石をはずすために、バイブレーターボードを使って患者さんの頭部を振動させたり、タッピング法というやり方で患者さんの頭部を叩いたりしていました。あるいは、患者さんに頭を強く振ってもらうという方法もあります。しかし、いずれも患者さんには不快で、なかなかうまくいきません。

そこで私は整形外科領域で保険適応の治療として認められているベッド型マッサージ器®（QZ-220）を使ってみることにしました。

このベッド型マッサージ器®（QZ-220）は、水が入ったバスタブをラバーマットで封をしたような形になっています。マットの下のノズルから水が噴射されて、その水圧でマットの上に寝ている患者さんの身体に振動を与えます。これを使って患者さんの肩から頭部を強くマッサージすることでクプラ結石をはずし、そのうえでBrandt-Daroff法を行いました。

この治療を行った25名のクプラ結石症の患者さんのうち、8名が翌日には自覚症状と眼球の異常な動き（眼振）がなくなりました。平均でも５・３日後には消えたので、Brandt-Daroff法だけを行った他施設での治療成績の報告（平均12・８日後、あるいは59日後）よりも短いことがわかりました。

このようにベッド型マッサージ器®（QZ-220）を使った治療成績は比較的良かったので、２０１１年に研究報告しました（④頭部刺激する新しい治療法に良好な効果⇩Ｐ１４３）。

そのほかの耳からくるめまい(末梢性めまい)

メニエール病――名前が知られている割に頻度は少ない

一般的に「急にひどいめまいがして……」と聞いたとき、「良性発作性頭位めまい症じゃないの?」という人はほとんどいません。たいていは「メニエール病ですか?」と返すくらいしか思いつかないと思います。それくらい「めまい=メニエール病」という連想は普及しています。

しかし実際には、メニエール病はそれほど多くありません。私が大学病院にいたときに取った統計では、294名のめまいの患者さんのうち確実にメニエール病と診断できた例は45名、確定できないが疑われた例が9名でした。疑い症例も含めて全体の18・4%です。

前述の当院を受診したすべてのめまいの患者さん(547名)のうち、確定判断できない疑い例も含めてメニエール病は84名(15・4%)でした。

すべての人を対象としたメニエール病の発症頻度としては、10万人に15~40人とされています。人種的な統計では、日本人は欧米人より少なく、年齢・男女別にみれば40代の女性に多いとされています。

メニエール病は、めまいに難聴が伴うことが多い

メニエール病という病名がなぜ有名なのかというと、19世紀中頃にフランス内科医のメニエール博士が初めて「耳の病気による症状」として報告したからです。それからずっと、内耳によるめまい（末梢性めまい）はすべて「メニエール病」と呼ばれるようになってしまったわけです。

メニエール病は、現在では、もっと狭い特定の疾患のことをいいます。つまり、内耳にある蝸牛の内部でリンパ液が増えすぎると、蝸牛は部分的に膨らみ（内リンパ水腫）、その膨らみが平衡感覚を感知する耳石器（前庭）を圧迫してめまいを起こします。そのような疾患が「メニエール病」と呼ばれているのです。

聴覚に関係する蝸牛のトラブルで起こる病気ですから、めまいに伴って聴覚症状（難聴や耳鳴）を伴うのが特徴です。これによってＢＰＰＶと区別することができます（最初は難聴などの症状がなく、少しずつ現れてくることもあります）。一方で、あとで述べる突発性難聴との鑑別が難しい場合もあります。

また、メニエール病も内耳が原因の末梢性めまいの一つですから、手足の麻痺やしゃべり

にくいといった中枢性めまいでみられる症状は起こりません。BPPVと同じように突然の激しい回転性めまいに見舞われ吐き気や嘔吐も起こりますが、頭の位置を変えたために起こっているわけではないので、症状は数十分から2時間も続くことがあります。そしてめまいは、いったん良くなったと思っても、またしばらくすると起こります。

原因ははっきりしませんが、精神的ストレスが大きい患者さんに起こりやすいことがわかっています。高知大学耳鼻咽喉科の竹田博士らの報告によると、メニエール病の患者さんの血液にはストレスによって増えるバソプレシンというホルモンが多く含まれていたことがわかりました。このバソプレシンというホルモンが蝸牛のリンパ液を増やすのではないか、と考えられています。

ほかの原因としては、自律神経障害、食事アレルギー、水分・塩分の代謝障害なども報告されています。

メニエール病の問題は、聴力が少しずつ悪化していくところです。片側で始まりますが、やがて反対側も悪くなることが3割くらいあるとされます。早めに受診して治療を始めることが将来のQOL（Quality of Life＝生活の質）を落とさないためにも必要です。

前庭神経炎——BPPVと同じような症状だが、めまいが長期に続くことも

前庭神経炎は、良性発作性頭位めまい症（ＢＰＰＶ）と同じように激烈な回転性めまいを起こし、吐き気や嘔吐が伴うこともあります。中枢性の麻痺症状（手足の片側麻痺、しゃべりにくいなど）や激しい頭痛などはなく、激しいめまいがあってもなんとか歩いて移動することはできます。同症については、初期治療を誤ると、ふらつきが数年と長く続くことがあります。

したがって基本的にはＢＰＰＶと同じように心配いらないめまいなのですが、症状としては小さな脳梗塞の可能性も完全には否定できないので、その点は注意が必要です。

ただし、前庭神経炎はすべてのめまいのなかでも数パーセント程度の頻度です。当院を受診した全めまい症例の統計では５４７例のうちＢＰＰＶ以外の末梢前庭障害が１３１例あり、そのうち前庭神経炎は10例で約１・８％という結果が出ており（⇩Ｐ１３７）、珍しいめまいの一つではありません。

前庭神経というのは、三半規管や耳石器（前庭）で感知した平衡感覚を脳幹に伝える神経です。ここに一時的な障害が起こってめまいが現れているのが、前庭神経炎です。したがって、その下部にある蝸牛（音を伝える器官）には何も異常はなく、めまい以外に難聴や聞こえにくいという症状が現れることはありません。聞こえにくいのであれば、突発性難聴を考えなければいけません。突発性難聴については、あとで述べます。

図7　めまい患者の運動療法

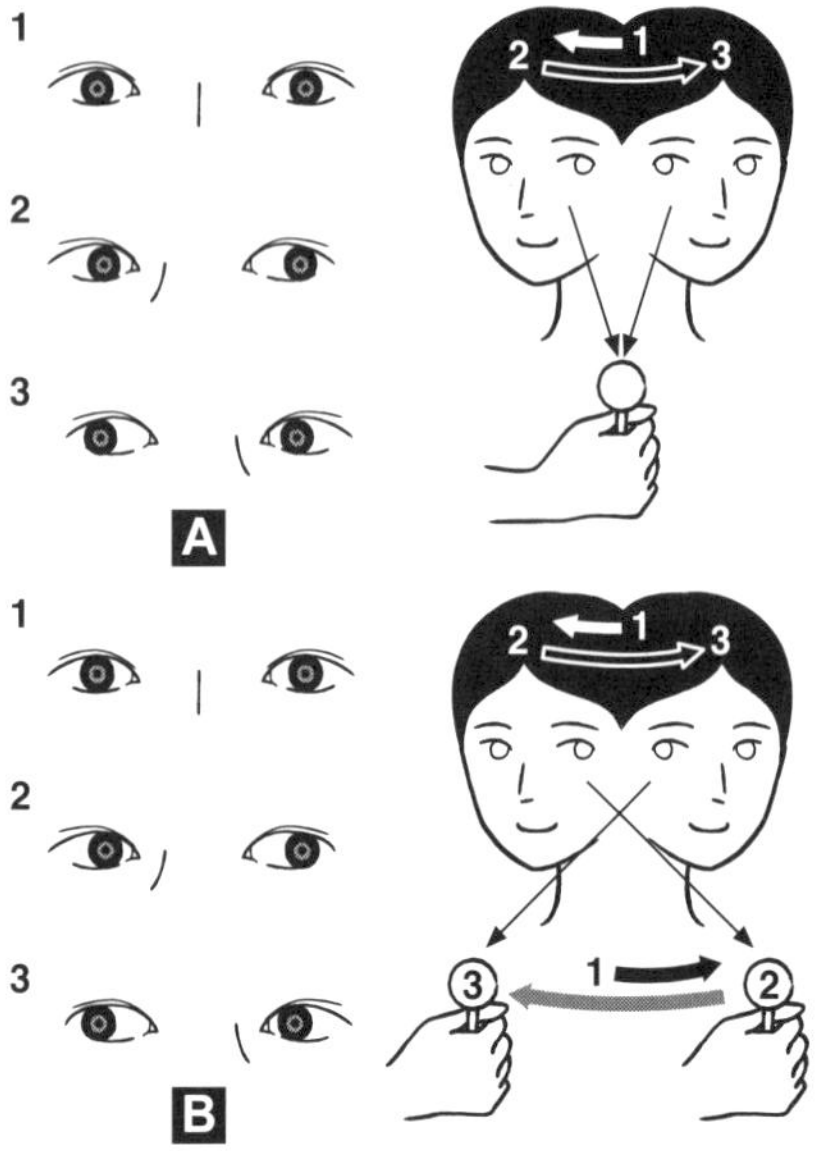

病院での検査で特徴的なのは、前庭神経炎を起こした耳では、温度刺激検査（内耳を冷やして強制的に眼振を起こす検査⇩P85）を行っても正常な眼振（めまいのときに起こる眼球の激しい動き）が起こらない、ということです。ただし、問診等でほぼ前庭神経炎であることは判断できるので、症状が激しいときにこのような辛い検査をするまでもない、というケースがほとんどです。

前庭神経炎の原因もはっきりしていませんが、ウイルス感染が考えられています。教科書的には前庭神経炎でめまいを起こした患者さんは、1週間くらい前に風邪を引いていた、というケースが多いようです。また、前庭神経に対する血液循環が悪くなって起こることもあるといわれ、そこには非常にさまざまな複雑な要因がからまっている可能性があります。

それでも前庭神経炎は、めまいを怖がらず、**図7**のような運動療法を行って、小脳による前庭代償を促進するように心がけることが大切です。内服療法も併用すれば、激しいめまいは１～２週間で治まっていきます（その後、ときどき長期間にわたってめまいが続くこともあります）。運動療法にはＡ・Ｂ２つの方法があり、Ａは固定視標を注視したまま、できるだけ頭部を急速に水平に移動するというもの。Ｂは頭部を動かしながら、これと反対に動く視標を見るというものです。

ただし発症当初は激烈な回転性めまいで嘔吐したり、食事もとれないというケースもあるので、そのようなときは抗ヒスタミン剤、吐き気止めの薬、抗不安剤などが処方されます。急性期にはステロイドホルモンの投与が有効です（⑤温度刺激検査により早期診断・早期治療が可能になる⇩Ｐ１５１）。また、慢性化したふらつきが持続する場合は、図７の運動療法を続けてもらいます。

突発性難聴――原因不明だが早期受診・早期治療が重要

突発性難聴は、その名のとおり、何の前触れもなく突然片側（まれに両側）の耳が聴こえにくくなる疾患です。はっきりした原因はわかっていません。というよりも、原因がわからない突然の難聴を「突発性難聴」と分類している、ということになります。

約半数の患者さんで難聴症状にめまいが伴うので、その場合にはメニエール病との鑑別が必要になります。しかし、突発性難聴のめまいはメニエール病のように繰り返すことはありません。

めまいを伴う突発性難聴は比較的治りにくいとされています。放置しておくと悪化する一方なので、できるだけ早く受診すべきです。早期治療でステロイドホルモンなどによる治療がうまくいけば、比較的簡単に治って再発もしません。

あるいは、最初は突発性難聴と診断されていたが、治療や検査の過程でメニエール病や聴神経腫瘍と診断される場合もあります。いずれも治療が必要な疾患ですから、急に耳が聞こえにくくなったら、めまいがあってもなくても早期に受診することが必要です。

心因性めまい――自律神経失調、うつ状態等でめまいが起こることも

心因性めまいというのは、めまいを起こしている原因が（耳にも脳にも）身体には存在せず、心理的なことで起こっているケースです。わかりやすくいえば、心の傷を身体（めまい）で表現している、訴えているという状態です。

耳鼻咽喉科でめまいの患者さんを診ていて、本人はとても辛いのに、いろいろな検査をしてもまったく異常が見つからないケースは少なくありません。こうしたケースでは、耳鼻科医としてはお手上げです。

もともと不安とめまいはいつも同居しやすく、お互いの症状を悪化させやすい傾向にあります。心因性めまいではなく、たとえば良性発作性頭位めまい症（ＢＰＰＶ）やメニエール病であっても、めまいに対する不安が大きいと、そのめまいはさらに悪くなる傾向にあります。めまいの原因となる疾患が治っても、不安でめまいが起こるというケースは、心因性めまいというよりも「心身症の症状としてのめまい」と判断されるべきなのでしょう。

私は大学病院にいたころ、症状が長引いているめまいの患者さんに対して、心理的な要因（自律神経失調、うつ、不安）などを調べてみたことがあります⑨通常のめまい治療で効果が得られないケース⇩Ｐ１７５）。すると43・7％が自律神経失調状態で、そのほとんどが起立性調節障害（立ち上がったとき、自然に血圧を上げて頭部への循環を調節する自律神経機能がうまく働かず、立ちくらみなどを起こすこと）を伴っていることがわかりました。そして、このような患者さんに自律神経失調症の治療薬（トフィソパム）を投与すると、約6割でめまいが改善しました。

また、うつ状態や不安をもっている患者さんも多く、そうした心因性の要因がめまいを発症させたり、治りにくくさせている可能性もわかりました。

対象となっためまいの患者さんたちは良性発作性頭位めまい症（ＢＰＰＶ）を含めてさまざまな原因疾患が診断されていましたが、原因のわからない心因性めまいでも、自律神経失調、抑うつ傾向、不安傾向などの状態を調べ、それに対する治療を行っていく必要があるということがこの研究でわかりました。

私たちはまた、２０１６年4月に熊本県下で起こった大地震のあとで、めまいが発症したり悪化したりした患者さんたちの心理状態を調べ、何も変わらなかった人たちと比べてみました（⑰２１４症例を対象とした「地震後めまい症候群」⇩Ｐ２２６）。

結果は、地震後にめまいが悪化した人の15～45％に、発症した20～60％の患者さんに、神経症、自律神経失調症、心身症、うつ状態がみられました。とくに神経症とうつ状態を示した割合は、悪化しなかった患者さんの2倍と、心の状態の影響がめまいにはっきりと出ていることがわかったのです。

耳鼻科医にとって心の治療は専門ではありませんが、原因不明のめまいに対しては心因性のめまいも疑って問診や心理テストなどを行い、必要があれば心療内科など、ほかの診療科に紹介できる判断を行うべきです。

また患者さん自身も、身体だけではなく「心の疲労」がめまいを起こすことも珍しくないという理解を持ち、生活の中で可能なかぎり精神的な養生を心がけることが大切です。

第 3 章

めまい検査の今

めまいの迷路を解明するために

第2章で述べたように、人間の平衡機能は、内耳の平衡感覚、眼からの視覚情報、筋肉で感じる重力の感覚という3種類の情報を神経が集め、それを小脳や大脳が判断して、再び眼や手足の筋肉に指令を送ることによって維持されています。

めまいは内耳、小脳、脳幹などの障害によって起こりますが、それらの器官に障害がなくても起こります。たとえば自律神経失調症、うつ病、心身症、パニック障害などのストレス性疾患と呼ばれる心の病気で起こることもあるし、また起立性調節障害や椎骨脳底動脈循環不全といった循環器系のトラブルによって起こる場合もあります。

あるいは身体的にも心理的にもまったく原因のわからないめまいも存在します。

めまいという症状はそれ自体怖いものですし、不安を呼ぶものですから、患者さんは病院を受診します。しかし、めまいを訴えて受診する患者さんの顔に、原因疾患が書いてあるわけではありません。

つまり、当たり前ですが、耳鼻咽喉科の医師はこのような茫洋としためまいのなかで、少しずつ原因疾患をしぼっていき、特定していかなければならないのです。

ときには、最初の受診ではっきりしないこともあります。ある程度の範囲で可能性を考えながら治療を進めていきながら、その効果の現れ方をみて診断が変わる、そこでようやく確定診断となる場合もあります。

このように、めまい診療というのは、その原因を突き止めることが最も重要であり、それが主となります。それぞれの疾患がはっきりすれば、治療法については、すでに効果が確認されている方法をとればよいわけです。

したがって、めまいの診療というのは、さまざまな原因疾患をしっかりと鑑別するために、必要十分な検査を行うことが大前提になるわけです。

この章では、めまいを主訴に受診した患者さんに対して当院が行っている検査を紹介していくことにします。

眼振を調べる検査

眼振とは何か

めまいの診断で最も重要であるのが、眼振の検査です。

急激なめまいが起こっているとき、その人の眼球は左右のどちらか（上下方向も含む）にゆっくりと動き（緩徐相《かんじょそう》）、そのあと急速に元に戻る（急速相）ということを繰り返しています（衝動性眼振）。このような眼の動きが起こるために本人には視野が急速に動いて見え、それがめまいという症状になって現れるのです。この急速相の方向が眼振の向きと定義されます。

眼振を起こしているのは、三半規管の内部にあるリンパ液です。リンパ液が三半規管の中のどの半規管の内部でどのように流れたのかによって、どちらの方向に眼振が認められるかが決まっています（Ewald-Flourens《エワルド・フルーラン》の法則）。

したがって、良性発作性頭位めまい症（ＢＰＰＶ）であれば、頭位を変えてめまいが起こっているときに、眼球がどのような動きをしているか（眼振の方向）を確認することによって、三半規管のどこに耳石があるか（リンパ液が動いているか）がわかります。三半規管のどこで耳石が浮遊しているのかがわかれば、耳石置換法が可能になるわけです。

Ewald-Flourens の法則とは

ここで、三半規管内のリンパ液の動きによって眼球がどのように動くのかという「Ewaldの法則」について簡単に説明しておきましょう（**図1**）。

三半規管内のリンパ液が平衡感覚を感知する膨大部（クプラ）へ向かったとき（向膨大部性）と、膨大部から流れ出るとき（反膨大部性）とでは、小脳に伝える刺激の効果は逆になります。これが **Ewaldの法則**で、以下のように2つの法則があります。

【第1の法則】……水平（外側）半規管においては、リンパ液が膨大部に向かったときは「刺激」として伝えられ、膨大部から流れ出るときには「抑制」として働きます。一方で、ほかの2つの垂直半規管（後半規管、前半規管）では、その逆になります。つまり膨大部に向かったときは「抑制」、膨大部から出て行くときに「刺激」と伝わるのです。

【第2の法則】……膨大部が受けた「刺激」は、その耳がある方向に眼振を起こします。

さらに、外側、前、後ろの3つの半規管が興奮あるいは抑制された場合に、眼振がどのよ

図1　Ewald-Flourensの法則

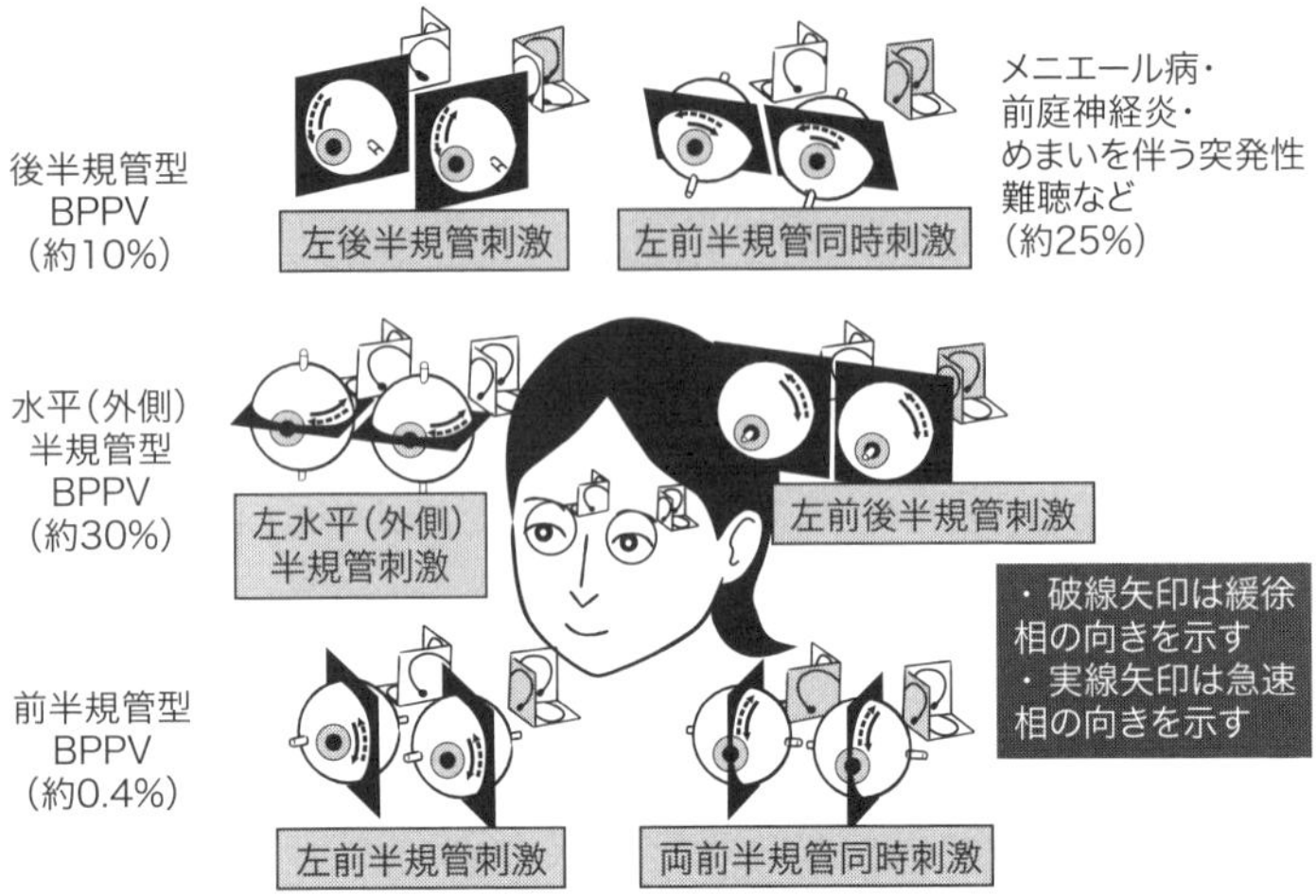

うに起こるのかを示したのが **Flourens の法則**です。つまり、半規管に回転加速度が加わり、半規管内のリンパ液が動いて膨大部（クプラ）での刺激が起こると、その半規管と平行する平面に対して垂直の軸を中心とした眼振を起こす、というものです。

BPPVで多い後半規管に耳石が入った場合

このEwald-Flourensの法則はBPPVを正しく診断するために必須の知識なのですが、耳鼻科医でも意外に知られていないことが多いようです。

ただし、文章の説明を読んでもなかなかわかりにくいと思います。私たちめまい専門医が患者さんの眼振の方向から何を確認しているのか、もう少し具体的に説明してみることにしましょう。

たとえば、後半規管に耳石が入り込んでリンパ液を動かした場合には、その後半規管が構成している半円の平面に対して垂直の軸を中心とした眼振が起こります。

ただし、検査ではその眼振を真正面から見ている、ということを忘れてはいけません。

つまり後半規管というのは後ろ側に45度ほど傾いて倒れているので、その面に対する垂直の軸に沿って眼球が動くということは、左右の動きに上下の動きも加わってくることでもあります。

したがって、耳石が動いているのが左側の後半規管である場合には、急速相（眼球の速い動き）は時計回りに向かうと同時に、上まぶたの方向にも動くわけです。

もし、左側の水平（外側）半規管に耳石が入ったとすると、この半規管は水平に位置していますから、急速相は左回りとなり、上下方向へのベクトルのブレは見られません。

あるいは、めまいを伴う突発性難聴、メニエール病や前庭神経炎などでは、三半規管のすべてが刺激されていますから、それぞれの平面に対する垂直軸のすべてに対して眼振が起ころうとします。その3つのベクトルが合わさった方向に、眼振の急速相が現れます（水平回旋混合性眼振）。

このようにして、どの半規管に石が入り込んでBPPVを起こしているのかを知り、治療のための重要な情報とします。後述する赤外線CCDカメラを使って詳細に眼振を調べることができれば、このEwald-Flourensの法則にしたがって三半規管によるめまいなのか、それ以外に原因があるのか、たとえば脊髄小脳変性症などの中枢性のめまいなのか等々、推定したり鑑別することができるわけです。

この法則が重要であるのは、このためです。

眼振検査は赤外線CCDカメラで

めまいによる眼振を検査しようとするとき、患者さんがどこかを注視してしまうと通常眼振が弱くなって検査ができません。そこで、眼の焦点が合わないような条件をつくって眼振検査を行います（非注視眼振検査）。

非注視眼振検査には、2つの方法があります。一つは、目の焦点が合わないように、虫メガネのようなレンズを嵌《は》めた特殊な眼鏡をかけて行うやり方です。検査をする側からは患者の目が拡大され、眼球の動きがよく観察できます。

もう一つは、真っ暗なところでも撮影できる赤外線CCDカメラを用いる方法です（**写真**）。真っ暗なところなので患者さんは何も

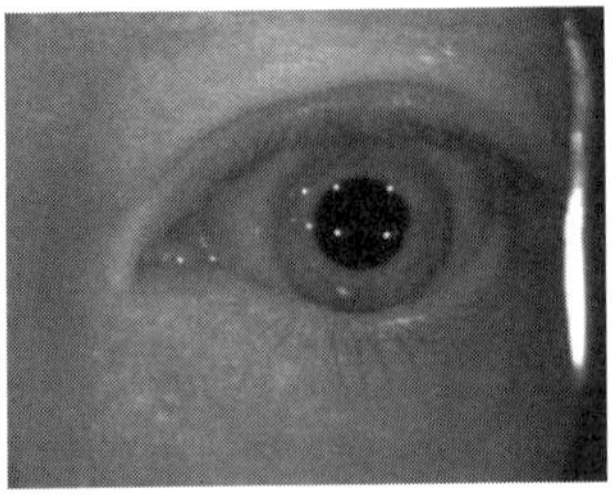

赤外線CCDカメラを使った眼振検査

見えず、焦点を合わせることができないので、眼振を正しく観察できます。この最新検査機器を使うことよって、あとで述べる温度刺激検査（カロリックテスト）を行うことも可能になります。

赤外線ＣＣＤカメラには録画機能が付いているので、検査結果をそのまま映像としてパソコンに記録し、残せることが大きなメリットです。

次に、めまいの原因が小脳や脳幹にある可能性を考えるときは、物を注視した状態で眼振の有無を調べる検査（注視眼振検査）を行うことがあります。頭を動かさず、視線を上下左右に移してもらい、そのとき眼振が現れるかどうかを観察します。

ＢＰＰＶなど内耳の障害でめまいが起こっている人は、非注視眼振検査では眼振は現れますが、注視眼振検査では眼振が現れにくくなります。これは視覚がきちんと小脳・脳幹に届けられるので、小脳・脳幹の内耳を補う機能が働き、めまいを抑制しているからです。したがって、非注視・注視の両方の検査で眼振がみられる場合には、小脳や脳幹に障害がある可能性が考えられるわけです

温度刺激検査（カロリックテスト）とは

温度刺激検査は、内耳の三半規管を冷やす（温める）ことによって、内部のリンパ液を対

図２　温度刺激による内耳の内リンパ流動（左耳）

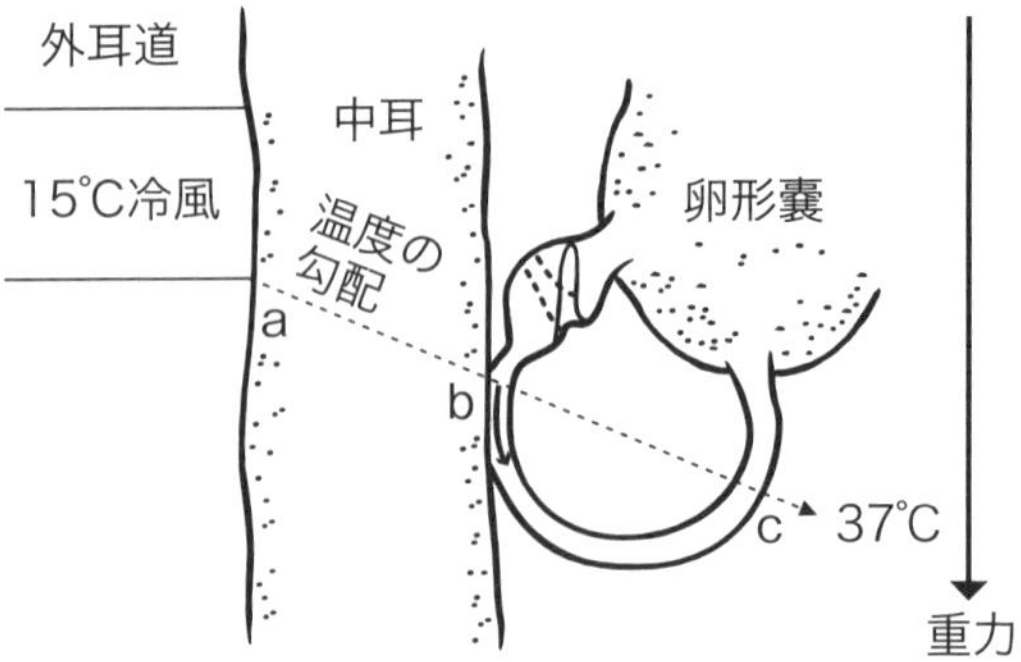

流させ、動かすことによって人為的に眼振を起こし、その動きを観察する検査です。冷たい水は比重が重くなって下へ動くことを利用したものです。

水平（外側）半規管が正常に機能していれば温度刺激検査によって眼振が2〜3分間ほど続きますが、水平（外側）半規管や前庭神経が機能していないとめまいは起きません（**図2**）。

したがって、めまいを訴える患者さんの温度刺激検査を行ったとき、どちらか一方の耳で眼振の反応がなければ、そちら側の前庭神経炎や聴神経腫瘍などが疑われます。また両耳とも反応がみられない場合には、小脳や脳幹などの疾患が疑われることになります。

検査方法としては従来、耳の穴に冷たい水や氷水を注入して水平（外側）半規管を冷やすやり方でわざと眼振を起こしていたので、患者さんとしてはかなり辛い検査でした。最近は、最新の機器（エアーカロリック装置）によって外耳道から冷たい空気（当院では15℃）を入れて水平（外側）半規管の膨大部（クプラ）に近い部分を冷やし、メディテスター（**写真**）

図３　温度刺激検査時の姿勢

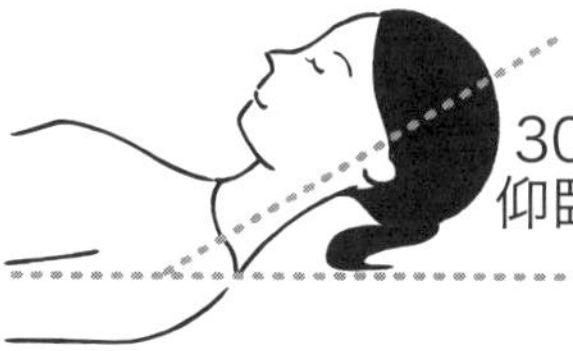

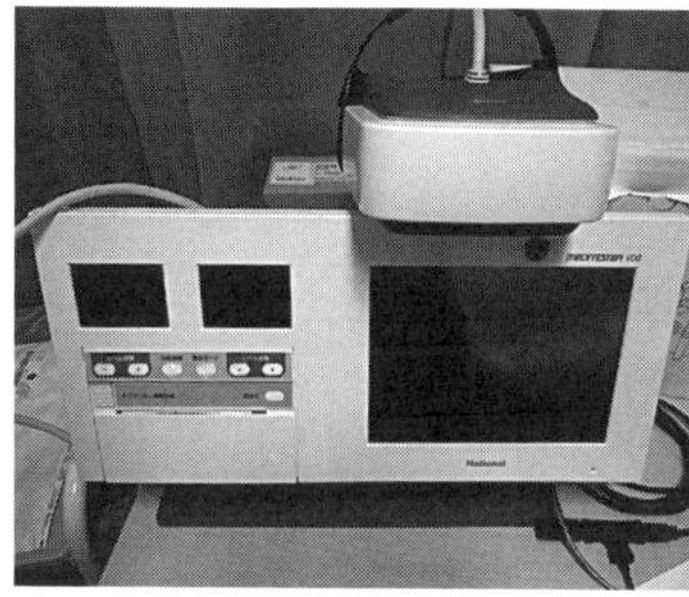

メディテスター

という機器で眼振の速度（緩徐相速度）を数値化できるようになり、温度刺激検査も短時間で行うことができるようになりました。

温度刺激検査を行うときは、患者さんには図３のように頭を30度ほど上げて仰向けで寝ていただくことが重要になります。こうすることによって水平（外側）半規管が垂直の状態になり、冷たい空気で内部のリンパ液が冷やされたときに対流が起きやすくなります。つまり、眼振が起こりやすくなるわけです。

その他のめまいの検査

前庭誘発筋電位（cVEMP）検査――聴神経腫瘍の鑑別のために

三半規管や耳石器（前庭）の平衡感覚を小脳や脳幹に伝える前庭神経には、上前庭神経と下前庭神経の2つがあります。温度刺激検査は、このうち上前庭神経の機能をみる検査です。一方の下前庭神経の機能をみるためには、この前庭誘発筋電位（cVEMP）検査も行います。

この検査で確認したいのは、聴神経腫瘍《しゅよう》の可能性などです。

というのは、前庭神経炎は上前庭神経に起こりやすく、これは温度刺激検査によって調べることができるのですが、聴神経腫瘍のほうは下前庭神経のほうにできやすいのです。聴神経腫瘍の可能性は温度刺激検査だけではクリアにはならないので、下前庭神経が正常に機能しているかどうかを、この前庭誘発筋電位（cVEMP）の検査によって明らかにしようというわけです。

この検査は、耳に大きな音の刺激を与え、その耳の内耳の耳石器（前庭）内部にある球形《きゅうけい》嚢《のう》から発生する電位（前庭誘発筋電位）を首の部分で調べるというものです。

図4　cVEMPの神経経路

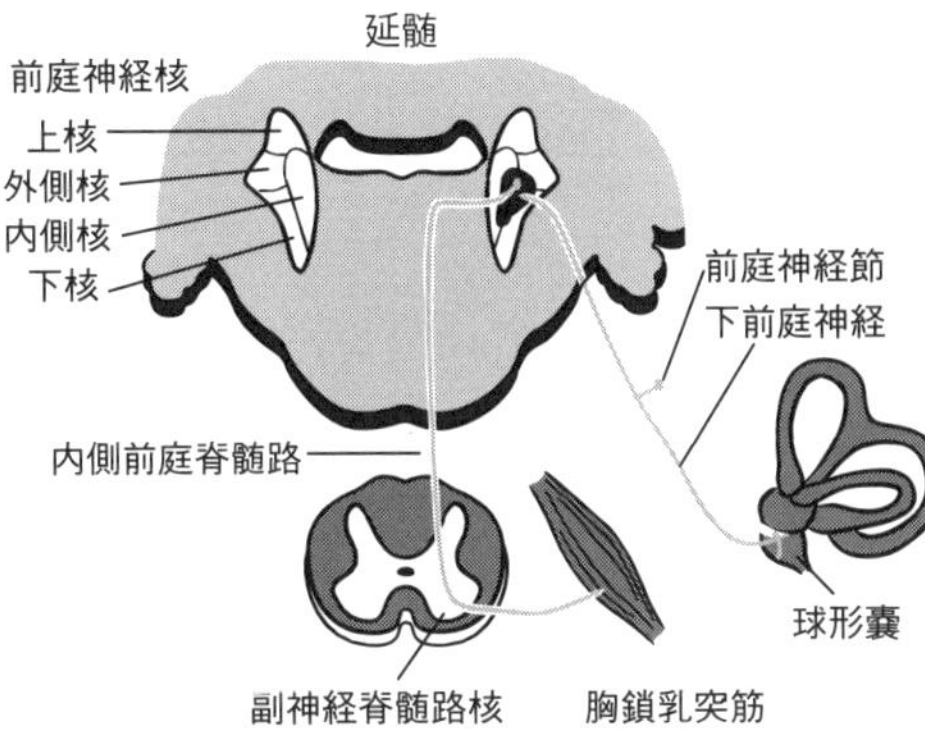

大音響の刺激によって球形嚢が発生させた電位は、下前庭神経を経由して、下前庭神経核、前庭神経核、内側前庭脊髄《せきずい》路、副神経脊髄路核と伝わり、胸鎖乳《きょうさにゅう》突筋《とっきん》に届きます（図4）。

したがって手術で下前庭神経を取ってしまった人は、電位は首に届きません。また、前庭神経に腫瘍などがあれば、反応が鈍くなります。正常に反応していれば、下前庭神経は機能しているということがわかります。

患者さんは額と首に電極を貼り付け、首をひねって首の筋肉を伸ばした状態で、ヘッドホンからパチパチと聞こえてくる音を聞きます。大変ではありますが、さほど大きな負担はないと思います。

静的体平衡検査（重心動揺検査）——中枢性・末梢性の鑑別のために

重心動揺計により、身体のバランスの程度を評価します。患者さんにまっすぐ立ってもらい、身体の重心が前後左右にどのようにずれるのかを記録します。

さまざまな疾患に対して使われる検査ですが、めまいについては、めまいが脳神経のトラブルで起こっているのか（中枢性《ちゅうすう》めまい）、内耳のトラブルで起こっているのか（末梢性《まっしょう》めまい）を鑑別するために行われます。

中枢性めまいか末梢性めまいかを鑑別するためには、患者さんのふらつきの度合いを「眼をつぶった状態」と「眼を開いた状態」でそれぞれ計測し、閉眼／開眼の比率（Romberg《ロンベルグ》率）で表して検討します。

通常、開眼時のふらつきが強い場合は中枢性めまいである可能性が、閉眼時のふらつきが強い場合には末梢性めまいである可能性がそれぞれ高いと考えられます。その判断の指標としては、Romberg率が2・0以上であればほぼ末梢性めまいであり、それが1・3未満であれば中枢性の可能性が考えられます。

ただし、膝の疾患などがあればめまいがなくてもふらつきは起こるので、これだけで診断をすべて確定できないことはもちろんです。

純音聴力検査――難聴があるかどうかも重要

急なめまい症状とともに、聴力が落ちていることがあります。急激なめまいで最も多いBPPVでは聴力が落ちることはありませんが、メニエール病や突発性難聴などの場合には、めまいとともに聴力障害が伴うことが少なくありません。

純音聴力検査は、特定の音程（周波数）の音がどのぐらい小さな音まで聞こえるかを測定する検査です。患者さんがヘッドホンをつけると、オージオメータという装置からさまざまな周波数、さまざまな強さの音が聴こえてきます。音の高さごとに音の強さを変えながら聴いていき、どのくらい聴こえるのかを測定します。こうして、聴こえる最も小さな音の大きさ（最小可聴閾値《いきち》）を調べます。

検査は、周囲の音が聴こえない防音室で行います。125ヘルツから8000ヘルツまでの7種類の音それぞれで、聴こえないレベルから少しずつ音を強くしていき、聴こえ始めた時点で患者さんは合図をします。その値（閾値）はオージオグラムに記入されていきます。

難聴を主訴として受診した患者さんに対しては、この聴力検査によって、難聴の原因が中耳の障害によるものか、内耳かの障害によるものかがわかります。

一般脳神経検査――脳神経が正常に働いているか

一般的な脳神経の機能は、精密機械を使わなくても私たちの感覚で調べることができます。これは第1章でも述べたように、患者さんやその家族の方がやってもある程度のことがわかるものです。

①嗅神経

タバコや香水など、臭いの強いものを嗅いで正常に感知できるかを調べます。

②視神経

患者さんに片方の目をおおって、医師の指先を見つめてもらいます。指を動かして、視力や視野を調べます。

③外転神経、動眼神経、滑車神経

まぶたが下がっていないか（眼瞼下垂《がんけんかすい》）、光を当てたときに瞳孔が小さくなるか、斜視や複視、眼球運動などを調べます。

④三叉《さんさ》神経

顔面の温痛覚と触覚、角膜反射、咬筋や側頭筋がきちんと働いているか、口を開けられるかなどを調べます。

⑤顔面神経

左右バランスよく笑顔になるか（表情筋）、味覚は正常かなどを調べます。

⑥舌咽・迷走神経

声を出すときに口をしっかり開けられるか、咽頭反射や声帯の運動などを調べます。

⑦舌下神経

舌を前に出してもらって左右どちらかに偏っていないか、舌が萎縮していないか、正常に動かせるかなどを調べます。

小脳機能検査──小脳の働きに異変はないか

次に、中枢性めまいの主要な原因となる小脳障害を調べるための小脳機能検査です。

小脳に障害があってめまいを起こしているときは、立ち上がれない、座れない、歩けないといった体幹運動障害が主にみられます。あるいは、手足がうまく動かせない、うまくしゃべれないといった症状などもみられます。ここでは以下のことをチェックします。

①立位・坐位・歩行検査

眼を開けていても、立っているとふらふらするかどうかを調べます。また、床から足を浮かせた状態で座ってもらうと、ふらついて両手を膝や腿に置いて上体を支えたりしないか、歩いたときによろめいたり、千鳥足のようになったりしないかもみます。

②構音障害

言葉が不明瞭で、早くしゃべれない、パタカパタカがいえるかどうかなどを調べます。

③上肢の運動失調

自分の人指し指を自分の鼻に持っていけるか、また患者さんの鼻と医師の差し出した指を往復して触れる運動が円滑にできるかどうかをみます（指鼻試験）。

④膝打ち試験

座った状態で、手のひらと手の甲で交互に膝を素早く叩けるかどうかをみます。

⑤回内回外検査

両手を前に出して、素早くスムーズに「内向き／外向き回転」ができるかどうかをみます。

⑥下肢の運動失調

あおむけで寝て、膝に置いた踵《かかと》を脛《すね》に沿って下ろしていき、足関節（甲）まで届いたら再びもとの膝まで脛に沿って上げていく、これをスムーズに繰り返すことができるかどうかをみます（踵膝検査）。

⑦バレーテスト

眼を閉じて、手のひらを上に向けて「前にならえ」をしてもらったときに、どちらかの腕が内側に回って落ちてくれば「バレー徴候」です。麻痺《まひ》によって重力に抵抗できない程度の筋力低下が起こっていることがわかります。

⑧視標追跡検査・視運動性眼振検査

視標追跡検査は、患者さんが視標をじっと見ている状態で視標を少しずつ動かしていき、それを追う眼の動きをエクセル上に記録していきます。通常は滑らかに視線を移動させることができますが、小脳などにトラブルが起きていると、階段状のぎこちない動きになったり、追跡が遅れたりします。

視運動性眼振検査は、加速して動く線を次々に見ていくときの眼の動きを調べる検査です。このとき眼は、物体を追っているときの動き（滑動性眼運動）と、視点を戻すときの急激な動き（衝動性眼運動）に分かれます。この2つの運動は正常なら同じような頻度で現れるのですが、脳幹にトラブルが起こってめまいが生じているような場合には、眼が戻らなかったり、タイミングがずれたり、加速していく線の動きを十分に追えなかったりします。

これらの検査は、従来は電極を患者さんの顔に貼り付けて、巨大なスクリーンを見てもらいながら行われていましたが、最新の検査機器「メディテスター」（⇩P87）の登場で、バーチャルリアリティ技術により、特殊なゴーグルをつけるだけで楽に、簡単に行えるようになりました。

シェロングテスト――起立時の血圧の差を測定

自律神経の機能が正常に働いているか、起立性調節障害ではないか、ということを調べるために、シェロングテストという検査を行います。これは、寝ているときと立ったときの血圧を計り、その差を検討する検査です。

まず、ベッドに横になって10分間ほど安静にしてから血圧を測定し、次に起立してすぐに測定します。そしてさらに、起立して10分経過したあとでも測定します。それぞれの最高血圧、脈拍、脈圧（最高血圧と最低血圧の差）を記録します。

寝ていたときと起立したときの最高血圧（収縮期血圧）の差が21㎜／Hg以上、あるいは眼圧の低下が16㎜／Hg以上、または脈拍に21回／分以上の上昇があれば、検査は陽性です。つまり、起立性低血圧と診断されます。

これは自律神経がうまく働いていない可能性を示しています。ほかの検査で原因がよくわからないめまいの患者さんには、よく自律神経失調症があります。これは自分でもできる検査なので、慢性的にめまいを感じやすい人はやってみるとよいでしょう。

心理検査――見えない原因を探すことも必要

めまいは生活習慣病ともいえる症候群です。したがって、最初にめまいを訴えて受診した患者さんに対しては、まず問診が重要になります。

当院では、めまい初診の方には、ＤＨＩスコアと呼ばれるめまいの自己評価表の質問項目に私たち独自の質問を加えたアンケートを配り、記入していただいています（表1）。これは、いま起こっているめまいの症状に対する全体的な質問であり、また心理検査にもなってい

表１　めまいによる日常生活障害のアンケート

以下の問診によって、めまいが日常生活にどの程度影響しているかをしらべます。
「はい」、「時々」、「いいえ」のどれにあたるか○をつけてください。

お名前＿＿＿＿＿＿　カルテ番号＿＿＿＿＿＿　記載日　平成　　年　　月　　日

1	上を向くと、めまいは悪化しますか？	はい	時々	いいえ
2	めまいのために、ストレスを感じますか？	はい	時々	いいえ
3	めまいのために、出張や旅行などの遠出が制限されていますか？	はい	時々	いいえ
4	スーパーマーケットなどの陳列棚の間を歩くときに、めまいが増強しますか？	はい	時々	いいえ
5	めまいのために、寝たり起きたりする動作に支障をきたしますか？	はい	時々	いいえ
6	めまいのために、映画、外食、パーティーなど外出することを制限していますか？	はい	時々	いいえ
7	めまいのために、本や新聞を読むのが難しいですか？	はい	時々	いいえ
8	スポーツ、ダンス、掃除や皿を片づけるような家事などの動作でめまいが増強されますか？	はい	時々	いいえ
9	めまいのために、1人で外出するのが怖いですか？	はい	時々	いいえ
10	めまいのために、人前に出るのが嫌ですか？	はい	時々	いいえ
11	頭をすばやく動かすと、めまいが増強しますか？	はい	時々	いいえ
12	めまいのために、高い所へは行かないようにしていますか？	はい	時々	いいえ
13	寝返りをすると、めまいが増強しますか？	はい	時々	いいえ
14	めまいのために、激しい家事や庭掃除などをすることが困難ですか？	はい	時々	いいえ
15	めまいのために、周囲から自分が酔っているように思われるのではないかと心配ですか？	はい	時々	いいえ
16	めまいのために、1人で散歩に行くことが困難ですか？	はい	時々	いいえ
17	歩道を歩くときに、めまいは増強しますか？	はい	時々	いいえ
18	めまいのために、集中力が妨げられていますか？	はい	時々	いいえ
19	めまいのために、夜暗いときには、自分の家の周囲でも歩くことが困難ですか？	はい	時々	いいえ
20	めまいのために、家に1人でいることが怖いですか？	はい	時々	いいえ
21	めまいのために、自分がハンディキャップ(障害)を背負っていると感じますか？	はい	時々	いいえ
22	めまいのために、家族や友人との関係にストレスが生じていますか？	はい	時々	いいえ
23	めまいのために、気分が落ち込みがちになりますか？	はい	時々	いいえ
24	めまいのために、あなたの仕事や家事における責任感が損なわれていますか？	はい	時々	いいえ
25	体をかがめると、めまいが増強しますか？	はい	時々	いいえ
26	首を回したり、過伸展したり、体位を変えたときに、めまいが起こることが多いですか？	はい	時々	いいえ
27	めまいの性状はどうですか？	回転性	浮動性	眼前暗黒感
28	めまいがするとき、眼の前がくもって見えますか？	はい	時々	いいえ
29	めまいがしたときに、意識が遠のく感じがありましたか？	はい	時々	いいえ
30	めまいがしたときに、吐き気、嘔吐はありましたか？	はい	時々	いいえ
31	めまいがしたときに、上肢のしびれはありましたか？	はい	時々	いいえ
32	めまいがしたときに、耳鳴、難聴はありましたか？	はい	時々	いいえ
33	めまいがしたときに、四肢末端の知覚障害はありましたか？	はい	時々	いいえ

ます。

また、さらに詳しい心理検査を行うこともあります。

めまいは、身体の平衡感覚のずれによって起こるものですが、それがなぜか心理的な要因によって起こっていることもあると考えられています。

内耳にも脳にも、自律神経などにもどこにも異常がみられないのに、患者さんは繰り返しめまいを感じることがあります。このような原因不明のめまいの患者さんを調べてみると、一般の健康な人よりもうつ病（抑うつ傾向）があったり、不安神経症のような状態にある確率が高いことがわかっています。

そのような場合には、交流分析の心理学をもとにつくられたエゴグラム、心身症・神経症・自律神経失調症などを調べる健康調査表（ＣＭＩ）、ストレスを特性不安と状態不安に分けて調べるＳＴＡＩ検査などが行われることがあります。

第4章

めまいは自分でコントロールできる

めまいを起こさない賢い生活の秘訣

めまいなんか怖くない

めまいという症状は非常に複雑な要因で起こり、その診療はなかなか簡単ではない、ということがおわかりいただけたかと思います。

しかし、たしかに難しいめまい疾患なのですが、それは医者にとって病気を鑑別することが複雑で簡単ではないということを物語っています。患者さんにとっては、めまいはほとんどのケースで心配のない一過性の症状にすぎません。

そこで必要になるのが、「めまいを起こさない生活習慣を心がける」ということです。めまいは、生活習慣病ともいえます。ストレス、肩こり、多忙、不規則な生活といったものは、積もり積もってめまいの原因になっていきます。

あるいは、良性発作性頭位めまい症（BPPV）が起こってしまったあとには、その人の生活の仕方が改善を左右します。診断がついたら、不安がらずに、むしろ積極的に頭位変換性のめまいを経験して慣れてしまうことも大切です。また、心配のないめまいでも、生活習慣を正しくしておくことは改善と再発防止のために必要なのです。

第１部の最後では、読者のみなさんが「めまいなんか怖くない」と思えるように、個々の生活の中でのコントロール法を考えてみたいと思います。

セルフコントロールできるめまい、できないめまい

最初に、整理しておきましょう。

急な激しいめまいが起こったら、あわてずに、それが耳からくる末梢《まっしょう》性めまいなのか、脳梗塞《のうこうそく》などが疑われる中枢《ちゅうすう》性めまいなのかを自分で確認します。そして、早期の的確な受診につなげることが大切です。これについては、第１章で詳しく述べました。

受診は、耳鼻咽喉科のめまい専門医（できれば日本めまい平衡医学会の専門会員）に診てもらうのがよいでしょう。万が一、内耳の難しい疾患や中枢性疾患が隠れている可能性があっても鑑定できる可能性が高いからです。

こうして診断がついたら、今度は患者さん本人の番になります。つまり、生活をセルフコントロールすることで、めまいを治していく、あるいは再発を防ぐということです。

もちろん、生命に危険があるような疾患が診断されたら、その治療を最優先することはいうまでもありません。あるいは、たとえ耳に原因のある末梢性めまいであっても、器質的な

疾患がめまいの原因としてはっきりしていて、早期に的確な治療を受けることが重要というケースもあります。これらは、自分自身の生活うんぬんという話ではなくなってきます。

そこで、自分の生活の悪い点（めまいを起こしやすい生活習慣）を自分で改善することで、めまいに対処できる場合と、そうでない場合をまず区分けしておきたいと思います。

たとえば、平衡感覚をつかさどる小脳や脳幹の動脈に血栓が起こって、脳梗塞になってしまった場合などは、いうまでもなく自分ではどうしようもありません。専門医による治療が必要です。

また、突発性難聴や聴神経腫瘍《しゅよう》でめまいが起こっている場合も医師による治療が欠かせません。的確な治療は絶対に必要で、放っておいて自然に治る、ということはありません。放置すれば悪化するだけです。

それ以外の、ＢＰＰＶを含めためまいは耳鼻咽喉科での治療も効果的で必要ですが、むしろ根本治療のために大事なのは患者さん自身の生活です。めまいの原因は複合的ですが、少なからず患者さん本人の生活習慣にあります。それを見直して改善していくことで、めまいは長引くことなく改善されるし、予防にもなります。

生活習慣の悪循環を断ち切ろう

生活習慣病としてまとめられる疾患には、さまざまなものがあります。高血圧、動脈硬化、糖尿病などのメタボリック・シンドロームはすべてそうですし、ガンや認知症もその人の生活習慣が発病に大いに関わっています。あるいは歯周病なども生活習慣病といわれています。

ただし、生活習慣病にはさまざまなものがあっても、そのポイントや注意点はさほど変わりません。心身の健康に良い生活習慣というのは、すべての生活習慣病の治療や予防に役立つということです。

めまいを起こす疾患の多くも、生活習慣病と考えてよいと思います。なぜなら、その人の血圧、自律神経の機能、ストレス度、睡眠の質と量などが、めまいを起こす危険因子になっているると考えられるからです。めまい患者さんの傾向は、その生活習慣に現れていることがわかっています。

したがって、めまいのセルフコントロールも特別なことをする必要はなく、一般的な生活習慣病の注意点を守る、危険因子を除外するということを地道に続けていけばよいのです。

とはいえ、生活習慣を変えるというのは決して簡単なことではありません。とくに20代、30代、中高年と年齢を重ねていくほど、自分の生活習慣を改善していくことは難しくなっていくと思います。しかし、何か一つを変えれば少しずつ全体が変わっていくはずです。

めまいの危険因子としてあげた血圧、自律神経、ストレス、睡眠は、それぞれがお互いに関わり合っています。たとえば、よく眠れていなければ血圧が上がり、心身の疲労がたまりやすくなります。イライラすることも多くなり、ストレスにも弱くなります。それは自律神経のバランスをくずし、睡眠に悪影響を及ぼします。悪い生活習慣というのは、悪循環の連鎖にほかならないわけです。

生活習慣の悪循環はめまいを起こすだけでなく、高血圧、動脈硬化、糖尿病、うつ病といったすべての生活習慣病の可能性を高めます。自分自身が悪の連鎖をどこかで断ち切る、ということが重要であるわけです。

生活習慣を改善するヒント

めまいの危険因子となる血圧、自律神経、ストレス、睡眠について、どのように改善していけばよいのか、もう少し具体的に考えてみたいと思います。

生活の基本となるのは睡眠です。睡眠不足は、さまざまな面で悪さをするからです。とくに、若いころよりもめまいに対して注意が必要になる中高年では、質の良い睡眠を十分にとることは簡単ではなくなります。自分の睡眠は意識して大切にしたいところです。

寝る前にお酒を飲む人は多いと思いますが、これは睡眠を悪くする最大の原因だといわれます。眠りが浅くなり、夜中に目覚めやすくなるからです。

眠りを妨げるのは、自律神経の交感神経です。人間の身体は、日中は心身の活動のために交感神経が興奮していて、夕方以降になると少しずつ副交感神経のほうが興奮していきます。そして睡眠につくころには副交感神経が優位になっているのが正しい一日のリズムです。

ところが、不安、心配、怒りといった感情が続いてストレス過多になっていると、夜になっても交感神経が鎮まりません。身体は疲れていても心は戦闘態勢に入っているようなものですから、眼が冴えて眠れません。寝ついたと思っても睡眠は浅く、翌日は爽快な朝を迎えることができません。

これは自律神経のバランスがくずれている、ということです。起立性調節障害を起こしやすい状態で、ストレスも過多で、めまいの危険は大きくなっています。

自律神経のオン（交感神経）とオフ（副交感神経）は、朝、昼、夜という一日のリズムに合わせて入れ代わるようにできているものですから、まずは規則正しい生活を心がけることが重要です。夜はぐっすりと眠り、朝は早く起きて、昼間は明るいところで頭も身体も十分に活動させ、夜はイヤなことはすべて忘れてリラックスモードに入る、ということです。この一日の活動リズムを繰り返していけば、自然に自律神経はうまく機能するようになります。

自律神経がうまく機能していれば心身の疲労は一晩で取れるようになり、全身の循環が良くなり、血圧も安定します。椎骨脳底動脈循環不全などによるめまいの危険も小さくなります。小脳もよく働くようになり、平衡機能も強くなります。その始まりは、規則正しい生活なのです。

また、自分自身の特別な習慣についてあらためて考え、気づいて改善することも大切でしょう。どのような生活習慣が悪いのかについて、一般的な情報は誰もが知っています。しかし、自分が何を改善すればよいのか、何に注意したらよいのかは、一人ひとり異なっています。自分にとって、どうすべきかを考えることが大切です。

よくいわれるのは「自分がいちばん好きなことに注意する」ということです。

たとえば肥満も生活習慣病の大きな危険因子ですが、食生活を変えても痩せられないのは「好きな食べ物を食べすぎている習慣を変えられない」からです。どうしても夜更かしをして睡眠時間が短くなってしまうのは、夜中にゲームをするという本人にとって最も楽しい習慣をやめることができないからです。それはお酒かもしれませんし、テレビかもしれませんし、長電話なのかもしれません。

規則正しく、好きな習慣はほどほどに。そのあたりから始めてはいかがでしょうか。

子どもの乗り物酔い、成人までに治しておきたい

小学校の統廃合で乗り物酔いが増える？

「乗り物酔いで困っています」と、子ども連れで受診するお母さんが最近増えています。

子どもたちの乗り物酔いが増えている理由として、少子化による小学校の統廃合も関係しているのではないか、ともいわれています。

熊本でも、それは耳にしました。熊本県には八代海を囲むようにいくつかの離島がありますが、そのうちの一つでは最近、４校あった小学校が１校にまとめられました。そうなると生徒によっては家から学校までの距離がかなり遠くなるので、とても歩いては通学できなくなります。そこで学校がスクールバスを出し、遠い生徒をピックアップして集団通学してもらうようにしたのです。

ところがそれで、乗り物酔いの子どもをもつお母さん方が心配になりました。うちの子どもは毎日スクールバスの中で吐いてしまうのではないか、それはあまりにもかわいそうだ、というわけです。

少子化の影響は、思わぬところにも及んでいるようです。

乗り物酔いは、なぜ起こるのか

乗り物酔いは、前庭感覚と視覚のミスマッチから起こるといわれています。身体が揺れているという情報は内耳の前庭感覚によって正確に脳に伝えられますが、ほかの平衡感覚である視覚（眼に見えているもの）のほうは内耳で感じた情報よりも「揺れてない」ように見えています。このような不統一なミスマッチの情報が脳の中で一緒にされることで、自律神経が混乱して悪心・吐き気・嘔吐などの症状を引き起こします。これがいわゆる乗り物酔い（専門的には「動揺病」）です。

たとえば走っている車の中で本を読んだり地図をじっと見ていたりすると、乗り物酔いをしやすくなります。平衡感覚のミスマッチが大きくなるからです。

また、乗り物酔いには強いという人も船に乗るとたいてい船酔いをしますが、これも船上では大きな海しか見えないので視覚からは自分が揺れていないように見え、実際の船の揺れとのギャップが大きくなるからだと考えられます。

したがって、このミスマッチをなるべく小さくさせることが乗り物酔いの予防につながります。それは、自分の視界が乗り物の揺れと矛盾しないように工夫することです。

大きなバスに乗ると車内が広いためにミスマッチが起きやすくなるので、前のほうに座って運転手さんが見ている景色と同じ景色を見るようにします。こうすればバスの動きを予測することもできるので酔いにくくなります。

また、自分の身体（頭）が前後左右のさまざまな方向に揺れる（移動する）という体験を小さいころから繰り返すことも大切です。成長するにしたがって、乗り物酔いはなくなっていくことが多いのです。

昔の子どもたちは、木に登って逆さまにぶら下がったり、野原で転げ回ったりして遊んでいましたから、自然に平衡感覚のミスマッチに対する耐性がついていったのでしょう。最近の子どもたちは塾やテレビゲームに忙しいので、そのような機会は圧倒的に少なくなりました。子どもたちの乗り物酔いが増えているのは、そのような理由もあるのかもしれません。

引き金となる緊張や不安を抑える

ただし、乗り物酔いは平衡感覚のミスマッチだけで、すぐに起こるものではありません。そこに不快な環境やストレス（不安や緊張）が加わったときに、より乗り物酔いが起きやすいということがわかっています。

ふだんの通学のバスでは乗り物酔いはしないのに、遠足のバスに乗ると必ずゲーゲー吐いてしまう、というケースは少なくありません。長時間の乗車という理由もありますが、待ちに待った遠足に対する緊張や不安なども、乗り物酔いの引き金になるのです。

また、一度乗り物酔いでひどい目にあうと、次に同じような状況のときには乗る前から不安と緊張が高まってしまいます。乗車しているときも「酔うかもしれない、少し酔ったかもしれない」と不安な状態が続くので、結局そのために気持ち悪くなってしまうのです。

どうしても乗り物酔いをしてしまうということで困っていれば、あらかじめ抗不安薬を服用すればよいでしょう。また、乗り物酔いが始まっても安心と思えるように、吐き気を抑える薬も携帯すればよいでしょう。耳鼻咽喉科クリニックで相談すれば、処方してもらえます。

乗り物酔いをしなかった経験を何度か繰り返せば、その成功体験から乗り物酔いへの引き金が始動しなくなり、やがて成長とともになくなっていきます。

乗り物酔いは、成人前に治しておきたい

私たち研究グループは、熊本地震のあとでめまいを発症したり、悪化させたりした患者さんたちを対象にめまいについての臨床的な検討を行い報告しました（⑰214症例を対象とした「地震後めまい症候群」⇩P226）。

この研究の中で、成人になっても乗り物酔いがあった人は熊本地震によってめまいが悪化

しやすかったかどうかについて、地震後めまいを発症しなかった人たちと比べて検討しています。

その結果は、明らかでした。熊本地震によってめまいが悪化したグループのなかで成人後も乗り物酔いをする人たちが占める割合は、めまいを発症しなかったグループに比べて、有意に高かったのです。

熊本地震では大きな地震に2度も襲われ、さらに余震が続きました。その繰り返しの揺れは、乗り物酔いと同じような平衡感覚のミスマッチを繰り返し招きます。さらに、自宅に帰れず避難所やマイカーの中で長期にわたって生活するという異常な状況は大きな心理的負担を強いるもので、避難民は自律神経失調、抑うつ、不安・緊張といっためまいの危険因子にさらされることになります。

成人までに乗り物酔いが治っていない人はそうした状況に弱く、よりめまいを発症・悪化させやすいと考えることができるでしょう。

これは大地震にかぎりません。大地震が起こらなくても、その人の生活の中でなんらかの「めまいの危険因子」が繰り返されることによって、めまいを引き起こす可能性は高くなります。大人になっても乗り物酔いをする人は、生活の中でよりめまいに注意する必要がある、ということになると思います。

第2部

めまい治療の専門医を目指して

私はこうしてめまいの専門医になった
―めまい診療、臨床検討、研究報告―

医師となって、まもなく20年がたちます。

私は熊本大学耳鼻咽喉科で専門的なめまい診療に取り組むきっかけをいただき、開業後も地域の耳鼻科医として、めまい診療を中心とした地域医療に取り組んできました。めまいを訴える患者さんは多く、受診者数はふえています。しかし、第1部でも述べたように、必ずしも的確な診療は行われていないのが実情です。めまい難民はふえる一方です。

このめまい診療の現実を知っていただき、本当はどうすべきなのかを一般の方だけでなく、医療関係者の方とも情報共有したい、というのが本書の目的でもありました。そこには、数少ないめまい診療の専門家「めまい専門会員」としての、私の誇りがあります。

これから紹介する17篇の研究報告は、その具体的な裏付けであるわけです。

各研究報告の本編に入る前に、これまでの道筋を振り返ってみたいと思います。私は大学病院や開業後、診療所での診療を続けながら、いかに臨床統計および研究報告作成に取り組むことができたのか。少しお付き合いください。

●めまい診療へのきっかけとなった大学院進学

私は平成9年に産業医科大学を卒業、同大学の耳鼻咽喉科に入局し、翌年8月から福岡県の筑豊労災病院（現・飯塚市立病院）勤務となりました。この間にめまいの患者さんを診る機会はわずか10名程度で、診療した患者さんへの貢献度も評価できるものではありませんでした。

平成13年4月、私は故郷・熊本に戻り大学院に進学しました。めまい診療に本格的に取り組む環境と決意を与えてくれたのは、この熊本大学大学院だったのです。私は免疫識別学講座でES細胞由来の樹状細胞を用いた腫瘍《しゅよう》免疫の研究を行っていたのですが、週に1日だけ、午前は湯本英二教授の外来補助、午後はめまい検査をさせていただく機会がありました。この経験がきっかけとなって、私は現在への道に進みました。

熊本大学ではcVEMP（前庭誘発筋電位《ぜんていゆうはつきんでんい》）を初めて知り、これまでの勉強不足を思い知らされました。また、視標追跡検査、視運動性眼振《がんしん》検査、重心動揺計検査、動的体平衡《へいこう》検査（足踏みテスト）、温度刺激検査（カロリックテスト）、Schellong《シェロング》 testなどを自身の手で行うことができました。眼振所見もVHSビデオに保存ができ、貴重な症例をまとめて報告するシステムが構築されていました。

めまいを勉強するには優れた設備に恵まれていたのです。

しかし、そのなかでただ一つ、心因性のめまいを正しく鑑別する仕組みがないと考え、大学院生2年目ごろからめまい検査に心理テストを加えました。また問診で自律神経失調状態、うつ傾向、不安傾向があるかどうかを検討し、さらにめまいと起立性調節障害（OD）との関係を調べ、自律神経調節薬の効果も評価しました。

めまいには心因性のものも多く、この試みによって治療効果を高められる可能性がわかったので、研究報告しました（⑨通常のめまい治療で効果が得られないケース⇩P175）。

また、熊本大学耳鼻咽喉科はほかの診療科との連携が強く、脳外科や神経内科から貴重な症例に対するめまい検査の依頼が多数ありました。Wernicke《ウェルニッケ》脳症が疑われる症例（⑫めまいの発症要因はここまで多様化している⇩P195）は神経内科からの依頼ですし、聴神経腫瘍についての報告（⑭耳鼻咽喉科でもどうしたら腫瘍を見落とさないか⇩P208）で報告した症例は脳外科からの依頼でした。また肺ガンの内耳道転移症例も経験したので、これも研究報告しました（⑪耳鳴とふらつきの原因が肺ガンだったケース⇩P188）。

大学院3年目からはめまい検査の実習担当となり、医学部の学生さんとともに温度刺激検査と心理テストを行いました。この結果が意外におもしろかったので研究報告しました（⑧めまい経験がない人にめまいを誘発してわかったこと⇩P168）。

●大学病院の臨床医師として

平成17年に大学院を修了してからは、熊本大学耳鼻咽喉科の病棟と外来で本格的に診療の仕事にあたりました。めまい外来も継続して診ました。めまい外来の症例数もふえてきていたので臨床統計もやってみようと考え、温度刺激検査において両側ＣＰ（半規管麻痺《はんきかんまひ》）だった症例を解析して研究報告しました（⑥両側の半規管に異常があっても早期治療・リハビリは有効⇩Ｐ１５９）。

平成18年には、熊本県内の良性発作性頭位めまい症（ＢＰＰＶ）診療についてのアンケート調査をまとめるよう指示を受けました。熊本県内の耳鼻咽喉科診療所や急性期病院の先生方に依頼して、ＢＰＰＶの患者さんの問診内容、眼振所見を含めた臨床所見などを記載していただきました。この結果を検討し、研究報告しました（②めまいは50～60代女性に多く、8割は水平（外側）半規管型⇩Ｐ１３０）。

また、私が大学病院をやめて開業する直前の平成20年6月、それまで担当しためまい症例から臨床統計をまとめ、耳鼻咽喉科臨床学会で発表し、これも研究報告しました（①めまいは症状・程度・原因・経過など多岐にわたる疾患⇩ｐ１２５）。

●開業後も大学病院と同レベルの検査を

熊本大学耳鼻咽喉科における私のめまい外来は平成20年7月で終了となり、同年9月に熊本県宇城市松橋町に現クリニックを開業しました。めまい診療については、できるだけ大学病院と同程度の検査ができるように設備を拡充しました。

Meditester《メディテスター》 VOG（⇩P87・図3参照）を導入し、視標追跡検査、視運動性眼振検査、温度刺激検査、視性抑制検査を施行できるようにし、その結果をExcelと連動させることで最大緩徐相《かんじょそう》速度などの眼球運動の数値化が容易に可能になりました。

また患者さんの耳に冷水を入れずに、冷風で内耳を冷やすことで温度刺激検査ができる「エアーカロリック」を導入したことで、患者さんに大きな負担をかけることなく外側半規管機能の評価が可能となりました。赤外線CCDカメラ下の眼振検査もハードディスクに保存できるようにし、学会発表などにも利用しました。

●不充分なめまい診療が多いことに気づいて

平成20年、日本めまい平衡医学会にめまい相談医制度ができました。私は同年7月に指定の講習会を受け、「めまい相談医」になりました。しかし、めまい相談医は講習を受けて手続きをすれば取得できる肩書・資格です（現在は試験がありますが）。これだけで「めまい相談医」を名乗り、めまいに悩まれている患者さんの診療に当たることに私は満足できませんでした。

私は開業前から日本めまい平衡医学会認定の「めまい専門会員」を目指していました。しかし専門会員の資格を得るには10本の論文（うち1本は英文）を書き、さらに同学会の評議員の医師2名からの推薦が必要でした。専門会員のハードルは非常に高く、私は開業までに専門会員になることはできませんでした。

開業してからは、さまざまな症状で受診される患者さんの診療で手一杯で、学会発表や論文作成は遠い存在になっていきました。診療を続けながら論文をデザインし、データを揃え、解析して論文を書くということは、結構大変なことです。

しかし、私は開業して気がついたことがありました。耳鼻咽喉科診療所では大学病院と比較して、予想以上にBPPVの患者さんが多かったのです。これには驚きました。

また、BPPVは眼振をみれば診断がつき、耳石置換法で治療も可能なケースが多いはずなのに、とくにめまい治療は内科と思われている患者さんが他院内科を受診し、安易に頭部CTをとられている患者さんがあまりにも多い、というBPPV診療の現状についてもわかってきました。これまでの経験から私はもの申したくなり、開業医の立場からまた文章としてまとめてみよう、という気になってきたのです。

●クリニックの臨床統計から治療方法を評価

まず、当クリニックにおけるＢＰＰＶの臨床統計を行ってみました。開業（平成20年9月）から約1年間でめまいを訴えて当院を受診した患者さんは５４７名でした。そこからＢＰＰＶ症例を抽出して検討し、学術講演会（平成21年11月14日、熊本市）で発表、これを研究報告しました（③増加傾向にある良性発作性頭位めまいとその治療法⇩Ｐ１３７）。

次に検討したのは、ベッド型マッサージ器®（QZ-220）による理学療法の効果です。水平（外側）半規管型ＢＰＰＶ（クプラ結石症）の治療は、まずクプラから耳石をはずし、そのあとで耳石置換の治療を行う必要があります。しかし、診療所で耳石がはずれたことを確認してから耳石置換法を行うことは、時間的制限から困難でした。

そこで私は、それまで患者さんに不評だったためほとんど使用していなかったベッド型マッサージ器®（QZ-220）に目を向けました。同装置で頭部に振動を加え、直後にBrandt-Daroff《ブラント・ダロフ》法を行う治療を行い、その効果を評価して文章としてまとめました（④頭部刺激する新しい治療法に良好な効果⇩Ｐ１４３）。

●どうにか専門会員になれた!

こうしてめまいで受診する患者さんのために日々、検査を行い、治療を考え、工夫し、評価をしては論文を書いてきましたが、気づいたらそれまでに私の書いた論文数は10本となっていました。「ここまできたらやはりめまい専門会員を目指してみよう」という思いが強くなり、私は頑張って英文論文を作ることにしました。

しかし、これがまたたいへん悪戦苦闘しました。

まず、テーマを何にするかです。私はめまいに関する基礎研究の経験はなく、それまでの論文報告はすべて臨床統計や症例報告でした。そこで開業後のめまい症例を振り返ってみると、BPPVのような症状を表す聴神経腫瘍の患者さんをピックアップすることができました。これは比較的まれな症例なので、これを英文で報告しようと考えたのです。

ところが、頑張って英文で論文を書き、投稿しても、なかなか受け入れてもらえません。投稿しては没となり、また投稿しては没となりを繰り返しました。そしてとうとう6回目の投稿で、ようやくある英文誌に掲載されることになったのです。

これでどうにか、専門会員を申請するための論文はそろいました。あとは、推薦していただける日本めまい平衡医学会評議員の先生を2名探すことができれば、専門会員の資格を得られます。拙い経歴の私を推薦していただける評議員の先生を探すことも苦労しましたが、お世話になった熊本大学の湯本教授にここでもご尽力いただき、２名の先生を紹介していただくことができました。

こうしてようやく専門会員への申請書類を作成することができ、平成25年の日本めまい平衡医学会（大阪市）にて、私は日本めまい平衡医学会めまい専門会員として承認していただきました。

ところが、これだけではありませんでした。専門会員に承認されてから1年以内に、めまい平衡医学会の学会誌であるEquilibrium Research《イクイリブリウム　リサーチ》にトピックス１本と論文１本を１年以内に投稿し、これを承認された翌年の「日本めまい平衡医学会総会の専門会員の会」で発表することが義務づけられていたのです。

トピックスについては、熊本大学耳鼻咽喉科時代にめまいについての心理テストを行っていたので、精神疾患とめまいについての総説を書きました（⑦精神疾患によるめまいは薬に頼らず精神科医に⇩Ｐ１６５）。研究報告としては、開業後力を入れてきた睡眠時無呼吸症候群とめまいについての検討を研究報告にして投稿しました（⑩原因不明のめまいと睡眠障害の関わり⇩Ｐ１８２）。

この専門会員の会では、私以外の2名の先生が高度な基礎研究を発表されていました。私は臨床統計の発表で、みじめな思いをしました。

しかし同時に、私のようにめまいの基礎研究の経験がなく、臨床的な研究しか行っていない医師であるにもかかわらず専門会員として認めてくださっためまい平衡医学会の先生方への感謝の気持ちがふつふつとわいてきました。また、めまい診療への道を開いてくださり、熊本大学耳鼻咽喉科を退職後も私を手助けしてくださった湯本英二教授にはお礼を申し上げたいと思います。

●臨床医の仕事を形として残す

クリニックの院長が日々の診療を行いながら臨床研究を継続していくことは大変ですが、期間を1年程度に区切り、検査項目をしぼって行うことによって、ある程度の結論は得られるものです。私はそのようにして開業後も臨床統計を行い、文章としてまとめてきました。

今後も臨床研究および、症例報告ができそうな患者さんに出会えた場合は集中的に検査を行い、今後のめまい専門会員を目指す先生方のお役に立てるように研究報告をしていきたいと思っています。それは、私が耳鼻科医としてめまい分野でたくさんの患者さんを診療してきたことの「形」になると思っています。臨床経験を文章で残せるのは、幸せなことだと思います。

患者さんをはじめとする一般読者のみなさんにとっては少々堅苦しい内容かもしれませんが、できるだけ平易な文章にして掲載することにしました。ポイントごとに患者さんの立場でも参考になることも含まれていますので、一般読者の方や患者さんにも、ぜひ目を通していただければと思っています。

①めまいは症状・程度・原因・経過など多岐にわたる疾患

ひと口に「めまい」といっても症状、程度、原因、経過など多岐にわたり、その違いは受診行動に影響します。診療所や市中病院では急性期のめまい疾患が多くなり、大学病院では難治《なんち》性疾患《せいしっかん》や症状が長引いた症例が多くなるのです。

今回、私たちは大学病院耳鼻咽喉科における最近のめまい症例の特徴について検討しました。また最も多かった良性発作性頭位《りょうせいほっさせいとうい》めまい症《しょう》（BPPV）については障害部位の検討も行いました。さらにメニエール病については、外側半規管《はんきかん》機能と日常生活動作との関連を検討しました。

◆

対象は、2005年4月から2008年6月までに熊本大学病院耳鼻咽喉科で平衡機能検査を行った男性137例、女性157例、計294症例です（図1）。男女とも60代から70代にかけて多い傾向でした。

図1　全めまい症例の年齢分布と男女比

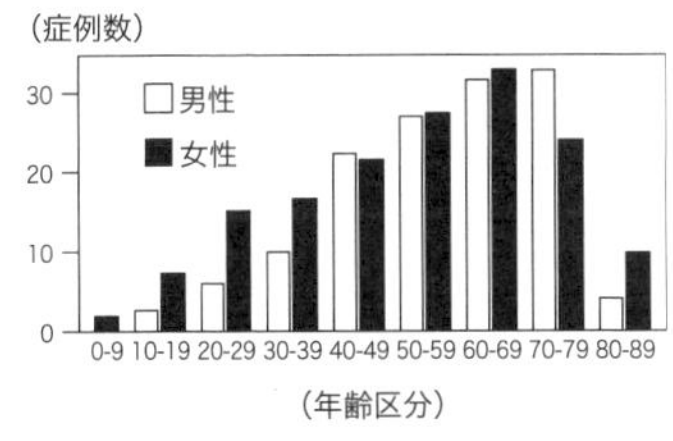

診断は、日本めまい平衡医学会の基準を採用しました。そこにない病態については、ＢＰＰＶの眼振《がんしん》所見が確認できた「確実例」と、眼振はないが問診と鑑別診断から診断した「疑い例」に分けました。水平（外側）半規管型ＢＰＰＶについては、武田、重野の文献を参考としました。

当科で行った問診や検査などの詳細は、ここでは省略しますが、結果は**図２・３・４、表１**に示しました。

◆

今回の研究調査の結果から、大学病院におけるめまい疾患医療の特徴がわかってきます。

まず、めまいを訴える患者さんのうち疑い例も含めたＢＰＰＶが占める割合は、大学病院では約20％と低い傾向でした。ほかの大学病院の報告をみると32％、９％とばらつきはみえますが、大学病院のめまい疾患におけるＢＰＰＶ頻

図２　全めまい症例の分類

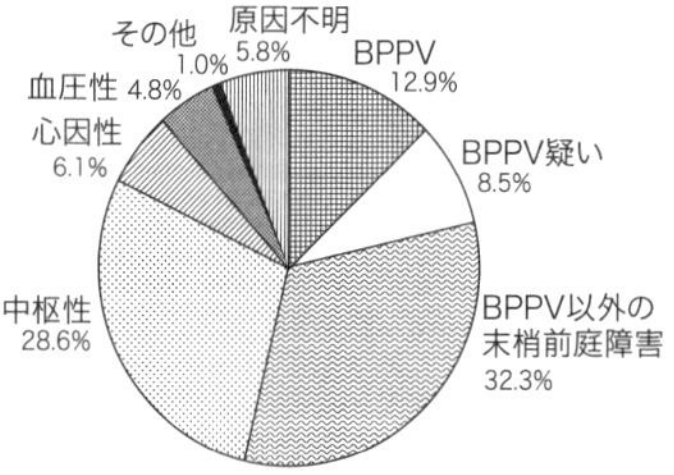

BPPVも含めた末梢前庭障害は全めまい症例の53.7%（158例）を占めた。疑い例を含めたBPPVは全めまい症例のうち21.4%と最も高頻度だった。BPPV以外の末梢前庭障害のうちメニエール病は45例、メニエール病疑いが2例、前庭型メニエール病が7例で、これらメニエール病関連疾患は全めまい症例の18.4%を占めた。中枢性障害28.6%（84例）のうち、聴神経腫瘍が24例、慢性脳循環不全20例、椎骨脳底動脈循環不全16例、頭部外傷後のめまい8例、脊髄小脳変性症3例、そのほか（髄膜炎後遺症、小脳梗塞、Wernicke脳症、小脳炎など）13例だった。

図３
メニエール病の外側半規管機能

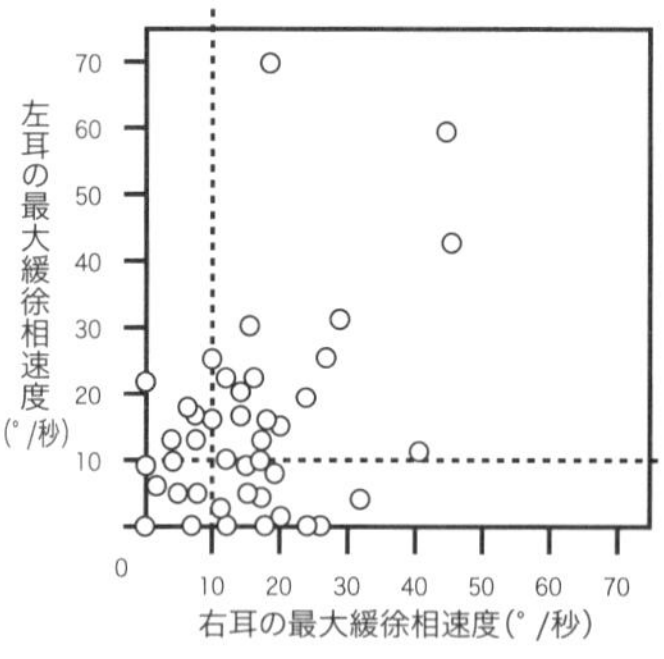

メニエール病と診断された45例について外側半規管機能を調べた。片側CP症例は17例（37.8%）、両側CP症例は10例（22.2%）に認めた。メニエール病症例については外側半規管機能が高度に障害された症例を多く認めた。

度は低い傾向にあるといえそうです。ＢＰＰＶは自然軽快することも多く、市中病院で解決している頻度が高いものと考えられます。

また、疑い例や前庭型メニエール病を含めたメニエール病関連疾患は、全めまい症例のうち18・4％とＢＰＰＶに次いで高頻度でした。ほかの大学では7・9％、12％などですから、当科ではメニエール病がやや多い傾向でした。この原因については後述します。

図4　メニエール病症例における残存外側半規管とADLスコアの関係

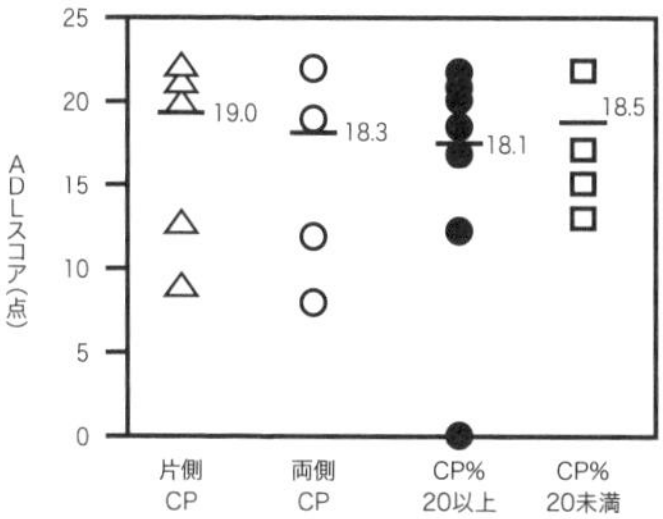

メニエール病症例における残存外側半規管機能とADLとの関係を検討した。ADLスコアは、片側CP症例では19点、両側CP症例では18.3点だった。CPのない17例を、CP%が20以上の症例と20未満の症例に分けて検討すると、ADLスコアは前者で18.1点、後者で18.5点だった。これら4群とADLスコアの間とには有意差はなかった。

中枢性障害も、聴神経腫瘍《ちょうしんけいしゅよう》、慢性脳循環不全、脊髄《せきずい》小脳変性症など、いずれも他大学に比べてかなり高い割合でした。理由として、当院の脳外科や神経内科からの依頼で平衡機能検査を行う症例が多かったことが考えられます。

ＢＰＰＶの障害部位については、水平（外側）半規管型ＢＰＰＶが少なかったことがあげられ

表1　BPPV確実例の内訳（障害部位）

	熊本大学医学部附属病院・耳鼻咽喉科		熊本県内非大学病院施設・耳鼻咽喉科	
	症例数	割合(%)	症例数	割合(%)
前半規管型	1	2.6	1	0.98
水平(外側)半規管型			※	
方向交代性上向性眼振	15	39.5	14	13.7
方向交代性下向性眼振	10	26.3	58	56.8
後半規管型	12	31.5	29	28.4
計	38		102	

※P<0.001

BPPV確実例38例のうち、方向交代性上向性眼振があり水平（外側）半規管型（クプラ結石症）と考えられた症例が最も多く15例。次に後半規管型の12例だった。方向交代性下向性眼振があり水平（外側）半規管型（半規管結石症）と考えられた症例は10例、前半規管型と診断された症例は1例だった。同時期の大学病院以外の調査結果（表左）と比べると、水平（外側）半規管型は大学病院において交代性上向性眼振がより多く存在していたことがわかる。

ます。理由は自然軽快する例が多いことが考えられます。

　一方で、理学療法が十分に確立されておらず、自然軽快に時間がかかると報告されている水平（外側）半規管型ＢＰＰＶクプラ結石症は多くありました。こうした難治例が大学病院に集まってくるものと考えられます。こうした病態でみられる方向交代性上向性眼振は水平（外側）半規管型ＢＰＰＶクプラ結石症で出現すると報告されていますが、下部小脳や脳幹の障害でも起こるという報告もあるので慎重な対応が必要です。

　メニエール病は、ＢＰＰＶに次いで高頻度でした。一側性病変の約40％が両側性に移行するとされますが、今回行われた温度刺激検査では外側半規管機能が高度に障害されている症例が多いことがわかりました。とくに両側ＣＰ（半規管麻痺）症例は22・２％。当科における過去の報告（２００２年９月～２００６年12月）では、めまい症例のうち両側ＣＰ症例は36例（12・９％）で、そのうち10例が両側メニエール病でした。

　欧米の神経内科・耳鼻咽喉科の施設における報告では、両側前庭機能障害の割合は０・６～２％とされています。これは、当施設が大学病院であるため、両側メニエール病を含めたより平衡障害の強い症例が集まった結果と推察できます。

　メニエール病症例の外側半規管機能とＡＤＬの関係については、外側半規管機能が残存していればＡＤＬが良好という結果ではありませんでした。これは、メニエール病は末梢前庭障害の程度と動的代償の進行との相関性が低いという北原らの報告を支持するものです。

　また、メニエール病は末梢前庭障害が変動するため、前庭障害の程度が軽くても動的前庭代償が速やかに進むとはかぎらない、とも報告されています。メニエール病は前庭代償が進みにくく難治化しやすく、このような症例が大学病院に集まるものと考えられます。

自然軽快しにくい水平（外側）半規管型ＢＰＰＶクプラ結石症や両側ＣＰであるメニエール病などの難治性めまい疾患は大学病院に集まることが多く、このような病態への対応が大学病院には必要とされていると考えられます。

②めまいは50~60代女性に多く、8割は水平（外側）半規管型

各病院におけるめまい症例のうち良性発作性頭位めまい症（ＢＰＰＶ）が占める割合は、大学病院（６~９％）より市中病院（30~40％）のほうが高いと報告されています。ＢＰＰＶは自然軽快することも多く、大病院や大学病院の症例検討では実態は反映されないと考えられます。

今回われわれは熊本県の無床診療所と一次救急病院を対象として、ＢＰＰＶの障害部位、治療方法および治療成績について検討しました。

◆

調査期間は２００６年7月から同年10月まで、対象とした医療機関は熊本県内で耳鼻咽喉科を標榜する医療機関53施設（一次救急病院3施設、ほかは無床診療所）です。各施設を初診してＢＰＰＶと診断された症例に対して、年齢、性別、眼振所見（注視眼振、自発眼振、頭位眼振、頭位変換眼振）、治療方法、症状がなくなるまで1週間ごとの眼振所見、自覚症状についてのアンケート調査を行いました。検査法、診断法の詳細は、ここでは省略します。

回収できたアンケート数は１１１症例で、そのうちＢＰＰＶに特徴的な眼振がみられる１０２症例を「ＢＰＰＶ確実例」として対象と

しました。これらは後半規管型、水平（外側）半規管型（半規管結石症）、水平（外側）半規管型（クプラ結石症）、前半規管型に分類しました。水平（外側）半規管型ＢＰＰＶについては方向交代性上向性眼振がある症例をクプラ結石症、方向交代性下向性眼振がある症例を半規管結石症とし、それぞれ治療方法・経過について比較検討しました。

患側の判断は、水平（外側）半規管型（半規管結石症）では強い眼振が誘発される頭位で下の耳、水平（外側）半規管型（クプラ結石症）では強い眼振が誘発される頭位で上の耳としました。

複数の医療機関から提供された症例であるため、同じ障害部位でも理学療法を含めたさまざまな治療が行われていました。そこで理学療法の施行群と非施行群に分けて検討しました。

ＢＰＰＶ症例の年齢別分布と男女比（**図１**）、障害部位（**表１**）、障害部位ごとの患側と男女比（**表２**）、障害部位ごとのＢＰＰＶに対する治療方法（**表３**）、障害部位ごとのＢＰＰＶに対する理学療法（**表４**）の結果については、それぞれの図表に示しました。

障害部位ごとの治療経過としては、後半規管型に対してほとんどの施設で理学療法のEpley《エプレイ》法が行われていました。理学療法の有無による自覚症状消失率は**図２**に示しました。

水平（外側）半規管型（半規管結石症）に対しては、主に理学療法のLempert《ランパート》法が行われていました。一部の施設でEpley法やParnes《パーンズ》法が行われていましたが（**表４**）、これらは水平（外側）半規管型ＢＰＰＶ（半規管結石症）に対する適切な耳石置換法ではないので、理学療法群から除外して治療成績を検討しました。理学療法の有無による自覚症状消失率は**図３**に

図 1　BPPV 症例の年齢別分布と男女比

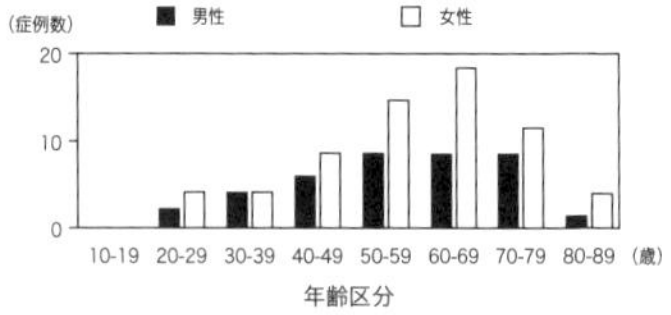

BPPV 症例の年齢分布では、男女とも 40 歳以降に増加する傾向にあった。男性は 35 例、女性は 67 例であった。女性については 50 歳代から 60 歳代にかけて増加していた。

表 1　BPPV 症例の障害部位

障害部位	症例数	割合(%)
水平(外側)半規管型(半規管結石症)	58	56.9
後半規管型	29	28.4
水平(外側)半規管型(クプラ結石症)	14	13.7
前半規管型	1	0.98

水平（外側）半規管型（半規管結石症）が最も多く 102 例中の 58 例で 56.9%を占めていた。続いて後半規管型が 29 例（28.4%）、水平（外側）半規管型（クプラ結石症）が 14 例（13.7%）、前半規管型 1 例（0.98%）。

表 2　障害部位ごとの患側と男女比

	患者			性別	
	右	左	不明	男性	女性
前半規管型(1例)	0	1	0	1	0
水平(外側)半規管型(72例)					
半規管結石症(58例)	23	24	11	18	40
クプラ結石症(14例)	9	5	0	8	6
後半規管型(29例)	17	12	0	8	12

患側に明らかな左右差はなかった。性差では水平(外側)半規管型(半規管結石症)に女性が多い傾向にあった。

表 3　障害部位ごとの治療方法

治療方法	後半規管型	水平(外側)半規管型(半規管結石症)	水平(外側)半規管型(クプラ結石症)
理学療法のみ	9	7	2
内服のみ	7	17	2
点滴のみ	0	0	1
内服+理学療法	7	15	2
内服+点滴	6	16	6
内服+点滴+理学療法	0	2	0
無治療	0	1	1
計	29	58	14

理学療法が施行されていた症例は、後半規管型では 29 症例中 16 例 (55.2%)、水平（外側）半規管型（半規管結石症）では 58 例中 25 例(41.4%)、水平(外側)半規管型（クプラ結石症）では 14 例中 4 例（28.6%）であった。理学療法を行わず、内服や点滴を中心とした治療が後半規管型では 29 症例中 13 例（44.8%）、水平（外側）半規管型（半規管結石症）では 58 例中 33 例（56.9%）、水平（外側）半規管型（クプラ結石症）では 14 例中 9 例（64.3%）に対して施行されていた。なお、無治療で経過をみられていた症例が水平（外側）半規管型（半規管結石症)、水平（外側）半規管型（クプラ結石症）に 1 例ずつ存在していた。

表 4　障害部位ごとの理学療法

理学方法	後半規管型	水平(外側)半規管型(半規管結石症)	水平(外側)半規管型(クプラ結石症)
Epley法	13	3	1
Parnes法	2	1	0
Semmont法	1	0	0
Lempert法	0	22	2
非特異的運動療法	0	0	1
計	16	25	4

後半規管型に対しては主に Epley 法が、水平（外側）半規管型（半規管結石症）に対しては主に Lempert 法が行われていた。

図4　水平（外側）半規管型BPPV症例（クプラ結石症）の治療成績

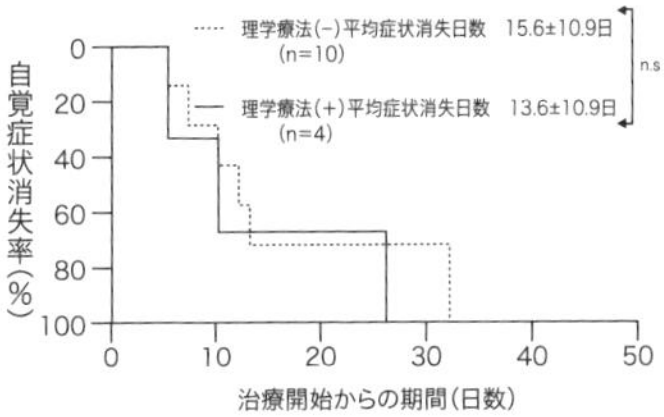

本報告では理学療法が、後半規管型と水平（外側）半規管型（半規管結石症）のBPPVに対して有効であった。この結果は他施設からの報告とほぼ同様の結果だった。水平（外側）半規管型（クプラ結石症）のBPPVに関しては、他施設とは異なり理学療法の有効性は低いという結果だった。

図2　後半規管型BPPV症例の治療成績

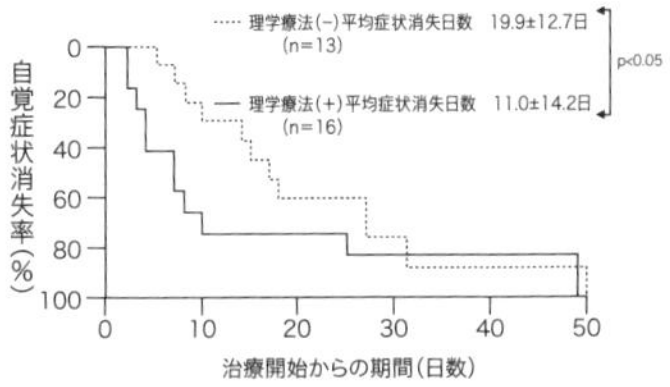

自覚症状消失までの日数は理学療法（-）の場合19.9±12.7日、理学療法（+）の場合11.0±14.2日で有意差をもって理学療法施行群において自覚症状消失までの日数が短かった。

表5　他の報告との治療成績の比較

	報告例	症状あるいは眼振消失までの平均期間(日)	
		理学療法施行(+)	理学療法施行(−)
後半規管型	北島ら[24]，2004年	7.9(n=81)	33.6(n=68)
	本報告	11(n=16)	19.9(n=13)
水平(外側)半規管型(半規管結石症)	林ら[23]，2000年	1.9(n=7)	11(n=8)
	藤井ら[25]，1998年	6.1(n=10)	20(n=10)
	本報告	7.2(n=25)	18.2(n=33)
水平(外側)半規管型(クプラ結石症)	林ら[23]，2000年	12.8(n=5)	41.3(n=3)
	本報告	13.6(n=4)	15.6(n=10)

本報告では理学療法が、後半規管型と水平（外側）半規管型（半規管結石症）のBPPVに対して有効であった。この結果は他施設からの報告とほぼ同様の結果だった。水平（外側）半規管型（クプラ結石症）のBPPVに関しては、他施設とは異なり理学療法の有効性は低いという結果だった。

図3　水平（外側）半規管型BPPV（半規管結石症）の治療成績

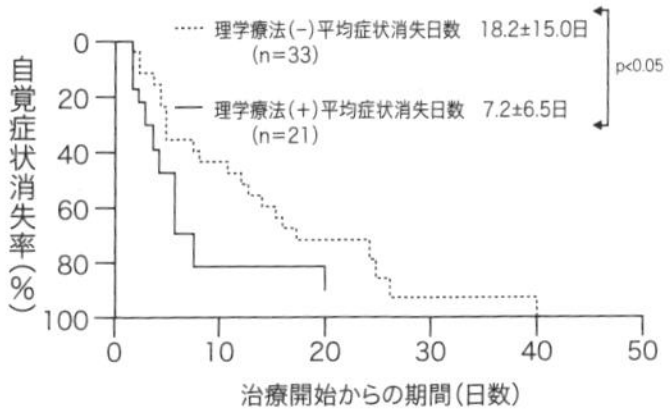

自覚症状消失までの日数は理学療法（-）の場合18.2±15.0日、理学療法（+）の場合7.2±6.5日で有意差をもって理学療法施行群にておいて自覚症状消失までの日数が短かった。

示します。

水平（外側）半規管型（クプラ結石症）については、14例中10例で理学療法以外の治療が行われており、理学療法は4例にしか行われていませんでした（Lempert法2例、非特異的運動療法とEpley法各1例）。水平（外側）半規管型ＢＰＰＶ（クプラ結石症）については有効な耳石置換法は確立されておらず、耳石置換法が行われた4症例を理学療法群としました。理学療法の有無による自覚症状消失率は図4に示します。

◆

まず症例の性別は約2：1で女性が多く、年齢は若年者から高齢者にかけて広く分布していました。とくに50～60代の女性に多くみられ、この結果は過去の報告と同様でした。その理由としてVibertらは、50歳以上のＢＰＰＶ女性患者は健常女性よりも有意に骨密度が低下していたことを報告しています。また、閉経後女性ホルモンの低下により耳石構造が障害されること、内リンパ液のカルシウム濃度上昇により脱落した耳石が溶けにくくなることも考えられます。

今回の調査でも水平（外側）半規管型（半規管結石症）ＢＰＰＶが女性に多く、Vibertらの報告のように、このタイプのＢＰＰＶは女性ホルモンの影響を受けやすいことが推察できます。

◆

障害部位については、市中病院では後半規管型65～70％、水平（外側）半規管型約30％と報告されています。また欧米の大学病院では後半規管型約95％、水平（外側）半規管型約5％と報告されています。

今回の調査では水平（外側）半規管型（半規管結石症）（56・9％）、後半規管型（28・4％）、水平（外側）半規管型（クプラ結石症）（13・7％）、前半規管型（0・98％）の順に頻度が高く、水平（外側）半規管型が後半規管型より多いという結果でした。

宇野らは、水平（外側）半規管型ＢＰＰＶが早く自然軽快することが多いため一次から二次医療機関での受診が多いと述べています。本報告は対象施設がＢＰＰＶの患者さんが最初に受診する一次救急病院と無床診療所であるため、その結果はＢＰＰＶの実態をより正しく反映しているものと考えます。

◆

水平（外側）半規管型ＢＰＰＶの内訳は、これまでの市中病院・大学病院での調査報告によると半規管結石症が60～70％、クプラ結石症30～40％でした。今回の報告では前者が80・6％、後者が19・4％と半規管結石症が多い傾向にありました。欧米の診療所における報告でも前者が83・1％、後者が16・9％と今回同様の結果でした。半規管結石症はクプラ結石症より自然治癒しやすく、ＢＰＰＶは発症早期に一次救急病院や診療所を受診する傾向にあります。このため今回の報告でも、自然治癒しやすい水平（外側）半規管型（半規管結石症）が水平（外側）半規管型（クプラ結石症）より多い傾向を示したものと考えられます。

◆

理学療法の有効性について、理学療法施行群と非施行群に分けて検討しました。

理学療法は、後半規管型と水平（外側）半規管型（半規管結石症）に対して有効で、この結果はほかの報告とほぼ同様の結果でした（**表5**）。ただし水平（外側）半規管型（クプラ結石症）では、林らの報告と比較して、理学療法未施行でも早期に症状が治癒する傾向にありました。水平（外側）半規管型（クプラ結石症）

の治療については理学療法を行わなくてもほかの内服や点滴治療あるいは自然軽快による改善が考えられます。

理学療法の有効性が示せなかったのは、症例数が少なかったことに加え、Epley 法や Lempert 法が単独で施行されるなど適切な方法がとられていなかったことも原因の一つと考えられました。水平（外側）半規管型（クプラ結石症）はクプラに付着した粒子を脱落させる必要があるため、まず Brandt-Daroff《ブラント・ダロフ》 法や座位での頭振りを行う必要があります。こうしてクプラ結石から半規管結石に移行させたのちに Lempert 法や Vannucchi 法を行うことが有効なのです。林らは、患者さんに自宅で Brandt-Daroff 法を行ってもらうことが有効だったと報告しています。今後は水平（外側）半規管型（クプラ結石症）に対する治療方法の啓発を行っていくことが必要と考えられます。

Chapter 2　耳が原因のめまい

③ 増加傾向にある良性発作性頭位めまいとその治療法

めまいの臨床報告をみると、医療施設によって疾患頻度に大きな違いがあることがわかります。大学病院では難治性疾患や治癒が遅れている症例が多く、市中病院では急性期や症状が強いめまいが多いのです。しかし耳鼻咽喉科診療所からの報告は少なく、良性発作性頭位めまい症（ＢＰＰＶ）の臨床統計について不明な点が多くありました。

そこで今回、耳鼻咽喉科無床診療所におけるＢＰＰＶを中心とした最近のめまい症例について、ＢＰＰＶの障害部位、治療経過、再発症例、およびＢＰＰＶ症例に対する頭部ＣＴ検査の施行状況について検討しました。

◆

２００８年9月から２００９年10月までにめまいを主訴に当院（松橋耳鼻咽喉科・内科クリニック）を受診した患者さんは５４７人でした（男性１５８例、女性３８９例）。初診から最短で1年6カ月、最長で2年7カ月までの経過から再発の有無を確認できたＢＰＰＶ１７１症例を対象としました。

当院では、一般耳鼻咽喉科診察に加え、めまい問診表、赤外線ＣＣＤカメラ下での自発眼振・頭位眼振・頭位変換眼振（Dix-Hallpike《ディックス・ホールパイク》法）

検査を行い、『良性発作性頭位めまい症診療ガイドライン（医師用）』を参考に診断しました。また、眼振所見からBPPV確実例と診断した群と、眼振はなかったが問診からBPPV疑い例と診断した群に分けました。眼振検査の詳細については、ここでは省略します。

BPPVの治療方法としては、基本的には理学療法を行いました。後半規管型にはEpley法を、水平（外側）半規管型BPPV半規管結石症にはLempert法を、水平（外側）半規管型BPPVクプラ結石症にはベッド型マッサージ器による頭部刺激を行ったうえでBrandt法を、それぞれ行いました。

可能なかぎり初診の翌日、3日後、5日後、7日後に受診していただき、この間にめまい感や眼振が持続していれば前述の理学療法を行いました。頸椎《けいつい》や腰椎《ようつい》に異常があって耳石置換法ができない場合は非特異的理学療法を行いました。頭部CTについては、患者さんへの問診から前医による施行状況などを検討しました。

結果は、**図1〜4、表1・2**に示しました。

◆

まず臨床統計です。過去の報告では当院同様の耳鼻咽喉科無床診療所における全めまい症例に占めるBPPVの割合は7・4%、あるいは23%と少ないものでした。しかしBPPV症例数は増加しているという報告もあり、それは当院でも実感しているところです。今回、当院の全めまい症例に占めるBPPVの割合は疑い例を含め、約50%と高い傾向でした。これはBPPVという疾患が知られるようになったこと、さらに地域高齢化の影響も考えられます。また、めまい診療を積極的に行っている施設とそうでない施設の違いが大きいことも推察できました。

報告によると、市中病院の同BPPVの割合

図1　全めまい症例の分類

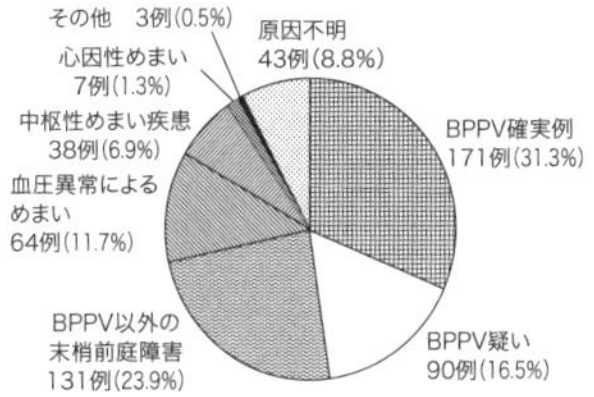

BPPVやメニエール病などの末梢前庭障害は392例で、全めまい症例の71.7%を占めていた。疑い例を含めたBPPV全体は261例で、全めまい症例の47.7%と最も高頻度だった。BPPV以外の末梢前庭障害のうち、メニエール病は59例、メニエール病疑いが25例（全めまい症例の15.4%）だった。次に、めまいを伴う突発性難聴29例、慢性中耳炎由来の内耳障害7例、前庭神経炎10例、薬剤性前庭障害が1例だった。中枢性のめまい疾患38例のうち、椎骨脳底動脈循環不全は24例、頭部外傷後のめまいは3例、その他、聴神経腫瘍、脊髄小脳変性症、髄膜炎後遺症、Wernicke脳症、片頭痛に伴うめまい、神経血管圧迫症候群が各1例あった。その他の3例は、動揺病2例、脱水によるめまい1例だった。原因不明のめまいも48例あった。

図2　BPPV確実例の年齢分布と男女比

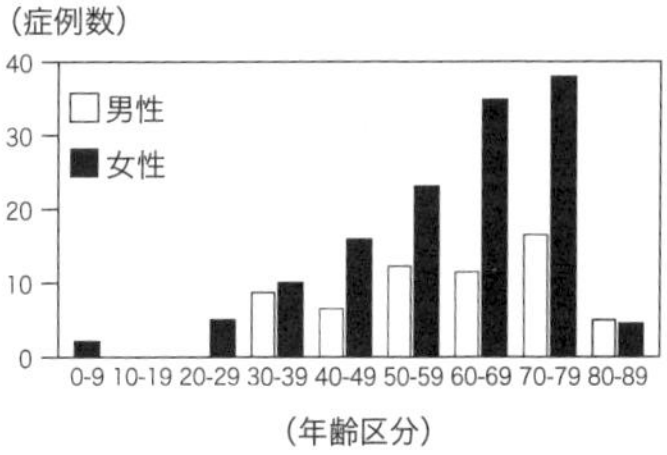

観察期間中のBPPV確実例171例中、男性は45例（26.3%）、女性は126例（73.7%）だった。平均年齢は60.0歳（男性平均59.9歳、女性平均60.1歳）で、50代から70代の女性に多い傾向にあった。

図3　BPPVの障害部位

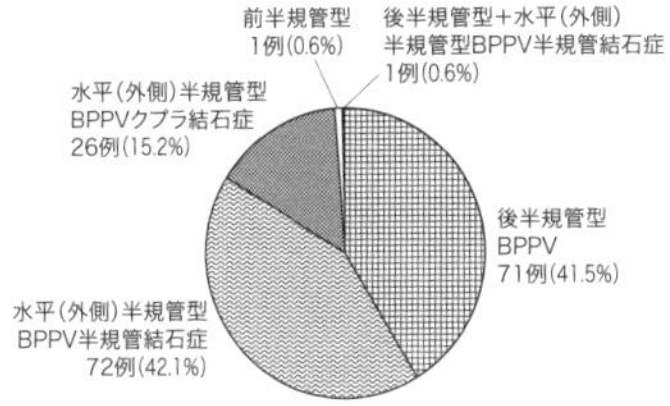

BPPV確実例171例の患側は右側77例、左側94例。最も多かったのは方向交代性下向性眼振があって水平（外側）半規管型BPPV半規管結石症と考えられた症例（72例・42.1%）で、ほぼ同数が後半規管型（71例・41.5%）だった。方向交代性上向性眼振があって水平（外側）半規管型BPPVクプラ結石症と考えられた症例も26例（15.1%）と多かった。

図4　BPPVの治療経過

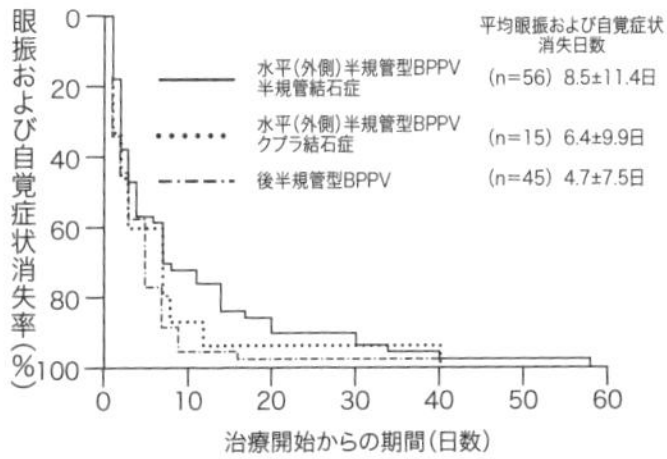

BPPV確実例の障害部位ごとに、理学療法施行後に眼振および自覚症状が消失するまでの日数をカプランマイヤー曲線で示した。各障害部位の眼振および自覚症状が消失するまでの日数に有意差はなかった。

表1　再発のBPPVタイプ

障害部位ごとの再発率	再発のBPPVタイプ		
	水平(外側)半規管型BPPV半規管結石症	水平(外側)半規管型BPPVクプラ結石症	後半規管型BPPV
水平(外側)半規管型BPPV半規管結石症 35.7%(20例／56例)	13例(同側8例／反対側5例)	2例(同側1例／反対側1例)	5例(同側3例／反対側2例)
水平(外側)半規管型BPPVクプラ結石症 40.0%(6例／15例)	2例(全列同側)	3例(全例同側)	1例(反対側)
後半規管型BPPV 37.8%(17例／45例)	8例(同側3例／反対側5例)	1例(同側)	8例(全例同側)

初期治療で治癒した症例を１年6カ月から２年7カ月まで追跡したところ、再発症例は水平（外側）半規管型BPPV半規管結石症で35.7%、水平（外側）半規管型BPPVクプラ結石症で40.0%、後半規管型BPPVでは37.8%だった。障害部位ごとの再発率に有意差はなく、約4割が再発した。

は約40%です。BPPV発症時は強いめまい感が起こるので、患者さんや家族は頭蓋内疾患の心配も考え、まず救急病院である市中病院を受診するケースが多いのでしょう。大学病院からの報告では32%、21・4%、7・9%とばらつきがあるものの、めまい疾患における大学病院でのBPPVの頻度は低い傾向にありました。

◆

BPPVの障害部位について、今回の結果は

表2　BPPVに対する頭部CTの施行状況

	前医あり(内科、救急病院など)	前医でのCT施行率
水平(外側)半規管型BPPV半規管結石症(72例)	31例	38.7%(12例)
水平(外側)半規管型BPPVクプラ結石症(26例)	11例	36.4%(4例)
後半規管型(71例)	27例	70.4%(19例)
計	69例	50.7%(35例)

P<0.01

当院受診前の医療施設における頭部CT施行状況。後半規管型は、水平（外側）半規管型と比べてより多くの症例に頭部CTが施行されていた。

全BPPVのうち水平（外側）半規管型が57・3%でした。われわれが行った大学病院以外の施設（耳鼻咽喉科）に対する報告では約80・6%、他の市中病院（耳鼻咽喉科）の報告では31%、79・6%、さらに神経内科の報告では72%と、高い割合が示されています。これは近年になって水平（外側）半規管型BPPVの概念が普及してきたことによるものと考えられます。また、耳鼻咽喉科診療所の報告では88・2%に対して、大学病院などの施設では51・4%、50・0%と、その頻度は比較的低いことがわかります。自然

軽快する例が多いことから、一次、二次医療施設では多く、三次医療施設では減少する傾向にあるものと思われます。

当診療所では、めまいを専門的診療として掲げているため比較的難治性の高い症例が多いことから、結果は診療所と大学病院など三次医療の中間的頻度を示したものと考えられます。

◆

次に治療成績について、水平（外側）半規管型BPPV半規管結石症については理学療法を行うことで、他の報告よりも治療期間が8・5日とやや延びたものの、BPPV全例ではほぼ同程度を示す結果が得られました。

再発例については、経過を追跡できた症例のうち初期治療後再発率はすべてのBPPVのタイプで37・1％（116例中43例）でした。他の施設でのBPPV全体の再発率は16～50％と報告されているので、今回の当院の結果は他施設と同程度だったといえます。

再発例の特徴として、水平（外側）半規管型BPPVクプラ結石症では、再発した6例中5例が同側でした。後半規管型BPPVについては17例中12例が同側で、そのうち8例が後半規管型BPPV、3例は水平（外側）半規管型BPPV半規管結石症、残りの1例は水平（外側）半規管型BPPVクプラ結石症でした。

同側の再発については43例中28例と、約70％に及びました。BPPVの再発には、睡眠頭位の関わりも指摘されているので、当院では耳石置換法後にBrandt 法を自宅で1週間行うよう指導しています。しかしこれだけでは不十分で、日ごろから寝返りをよく打つなどの生活指導も必要と思われました。

◆

めまい診療における頭部CTの有用性については脳出血や数時間経過した脳梗塞や一部の脳

腫瘍に限られます。このようにめまい急性期についてのCT有用性は低いと考えられています。それにもかかわらず、今回の検討では当院を受診する前に医療機関である救急病院や一般内科診療所において、当院を受診した全BPPV症例のうち50・7％の症例に頭部CTが施行されていました。とくに後半規管型BPPVでは70・4％もの症例に施行されていました。

めまいを主訴に市中病院の救急外来を受診した症例全体の47・7％にあたる310例に頭部CT検査が施行されたところ、急性期脳梗塞や脳出血が指摘されたのは、わずかに6例であったと報告されています。また竹村らの報告では緊急入院を要しためまい症例122例のうち110例に頭部CTが施行されていましたが、全例異常所見はなかったとされています。

これらの施設では赤外線CCDカメラ下の眼振所見が実際にとられているかは不明ですが、救急外来においても耳鼻咽喉科診療で行われるような詳細な眼振検査がなされていれば、なかにはBPPVやメニエール病など末梢性めまい疾患を確診できて、必ずしも頭部CTを必要としない場合が存在するものと思われます。眼振所見によりBPPVを主とした耳性めまいの診断が可能である耳鼻科医の役割が、めまい診療において重要であると考えられました。

④ 頭部刺激する新しい治療法に良好な効果

めまいを主訴に耳鼻咽喉科を受診する患者さんのうち疑い例を含めた良性発作性頭位めまい症（以下ＢＰＰＶ）は、市中病院では30～40％を占めるとされます。そもそもＢＰＰＶはめまい症例に占める割合が最も多く、また自然軽快することも多いとされる疾患ですが、治癒の難しいタイプもあります。とくに方向交代性上向性眼振を起こすとされる水平（外側）半規管型ＢＰＰＶクプラ結石症の場合は、まずクプラに付着した耳石を脱落させる必要があり、水平（外側）半規管型ＢＰＰＶ半規管結石症と比較して治癒までに時間がかかるとされています。

われわれが過去に報告した大学病院と非大学病院の統計比較でも水平（外側）半規管型ＢＰＰＶクプラ結石症のＢＰＰＶに占める割合は大学病院のほうが大きい結果でした。本症が大学病院のような詳細なめまいの精査が可能な病院に多く集まることからも、これが難治性であることがわかります。

本症に対する治療としては、Brandt-Daroff《ブラント・ダロフ》法や座位での頭振りでクプラ結石症から半規管結石症に移行させたのちにLempert法やVannucchi法を行うことが有効とされています。また林らは、自宅でBrandt-Daroff法をしてもらうことが有効だったと報告しています。しかし、治療方法が確立されていないのが現状です。

今回われわれは難治性とされている水平（外側）半規管型ＢＰＰＶクプラ結石症に対して、新しい治療方法を試みました。消炎鎮痛治療として整形外科領域で保険適応で使用されているベッド型マッサージ器®（QZ-220）で頭部刺激を行い、その直後にBrandt-Daroff法を行うという方法です。比較的良好な治療成績が得られたので報告します。

◆

２００９年8月から２０１０年2月にかけて当院を初診し、方向交代性上向性眼振があって水平（外側）半規管型ＢＰＰＶクプラ結石症と診断された患者さんを対象に、年齢、性差、治療経過、睡眠頭位、再発について検討しました。ＢＰＰＶの診断は『良性発作性頭位めまい症診療ガイドライン（医師用）』を、水平（外側）半規管型ＢＰＰＶについては武田ら、重野らの文献をそれぞれ参考にしました。詳しい方法については、ここでは省略します。

図1　ベッド型マッサージ器®（QZ-220）

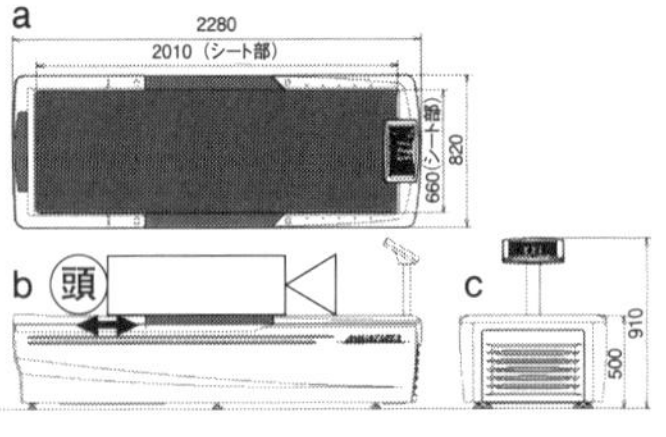

a. 上面図
b. 側面図　肩から頭部まで（矢印）を最も刺激が強い条件で20分間マッサージ刺激を行った。
c. 前面図

治療方法としては、まず頭部刺激装置としてミナト社製ベッド型マッサージ器®（QZ-220）（図1）を使用しました。水が入ったバスタブをラバーマットで封をしたような器械で、ラバーマットの下のノズルから水が噴射され、その水圧によってマッサージ効果をあげる仕組みになっています。刺激条件は、肩から頭部までを「たたく」モードで、また1～6段階のうち最も強度で、20分間行いました。刺激周波数のピークは1・31Hz、加速度は0・014［G］でした。頭部刺激の直後、Brandt-Daroff法を1コース行いました（座位で3分間、右下頭位で3分間、再度座位で3分間、左下頭位で3分間、再度座位で3分間体位を保持した）。

以後、可能な限り翌日、3日後、5日後、7日後に受診をしていただき、この間にめまい感や眼振が持続していれば同治療を行いました。また、自宅では連日朝夕2回ずつBrandt-Daroff法を施行してもらいました。

今回の検討では、本療法を行った29例のうち3カ月以上（～8カ月）経過した25名の患者さんを対象としました。また、われわれが報告した水平（外側）半規管型BPPVクプラ結石症に対して理学療法を行わずに経過をみていた7症例を対照群としました。なお、この報告は眼振消失まで確認せず自覚症状消失日数のみを算出したものなので参考値として使用しました。

◆

水平（外側）半規管型BPPVクプラ結石症の年齢別分布と男女比は、**図２**に示しました。

初診時のめまい症状で29症例中最も多かったのは起き上がったときの回転感9例（31％）で、以下起き上がったときの浮動感8例（27・6％）、寝返りをうったときの回転感5例（17・2％）、寝返りをうったときの浮動感3例（10・3％）、下を向いたときの回転感2例（6・9％）、下を向いたときの浮動感と寝返りをうったときの

図2　水平（外側）半規管型 BPPV クプラ結石症の年齢別分布と男女比

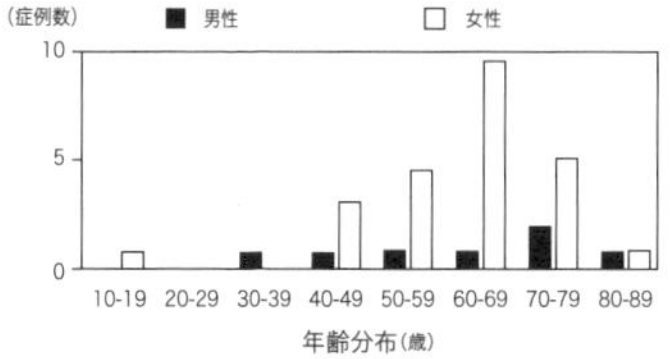

水平(外側)半規管型 BPPV クプラ結石症は 29 例中、男性が 7 例、女性が 22 例だった。60 ～ 70 代の女性に多い傾向にあった。

図3　水平（外側）半規管型 BPPV クプラ結石症の治療成績

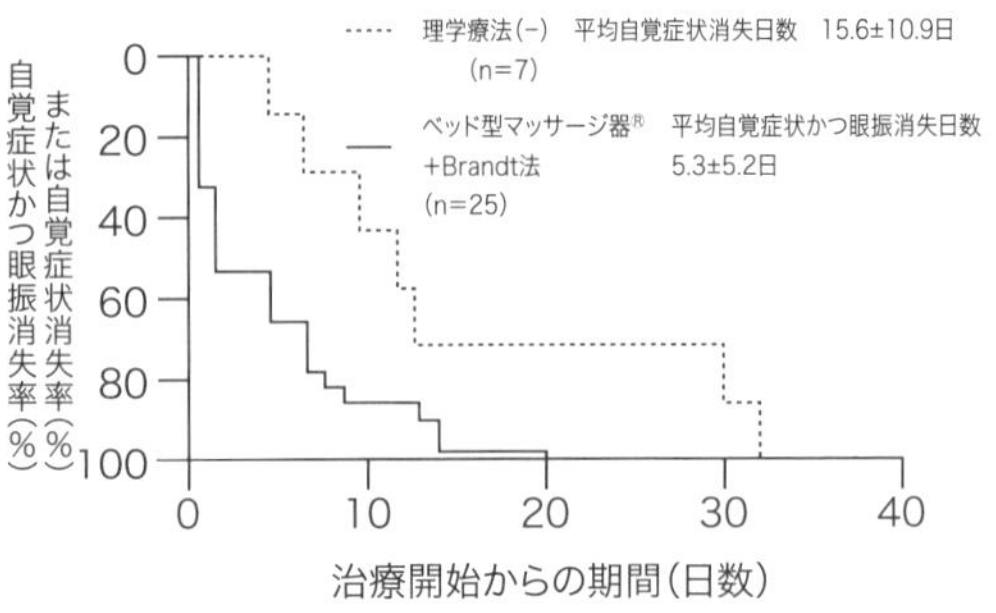

本療法における自覚症状と眼振の消失日数は 5.3 ± 5.2 日。熊本県における理学療法を行わなかった症例での自覚症状消失日数は 15.6 ± 10.9 日。参考値との比較だが、理学療法（−）で経過をみた症例と比較して自覚症状かつ眼振の消失日数が短かった。

吐気がともに1例（3・4%）でした。

水平（外側）半規管型BPPVクプラ結石症に対して本療法を行った25症例の自覚症状・眼振の消失までの経過、さらに理学療法を施行しなかった7症例（②めまいは50～60代女性に多く、8割は水平（外側）半規管型より）の自覚症状消失までの経過を図3に示しました。

表1　患側と睡眠頭位について

睡眠頭位	症例数	割合(%)	自覚症状かつ眼振消失日数
仰臥位	4	16.0	6.2±6.6日
患者下	6	24.0	
患者上	6	24.0	
特定の頭位なし	9	36.0	4.8±4.2日
計	25	100	

睡眠頭位と患側は無関係だった。本治療方法の有効性について、特定の頭位がある群とない群とで自覚症状と眼振の消失日数を比較したが違いはなかった。

患側と睡眠頭位について、表1に示しました。患側は29例中右側が18例、左側が11例と、右側に多い傾向でした。睡眠頭位は決まった頭位がある症例が16例でした。このうち仰臥位が4例、患側が睡眠頭位の下が6例、上が6例で、睡眠頭位と患側は無関係でした。また、特定の頭位がある群とない群とで自覚症状と眼振消失日数を比較しましたが、前者で6・2±6・6日、後者で4・8±4・2日と違いは認められませんでした。

方向交代性上向性眼振は、中枢性の病変や水平（外側）半規管型BPPVクプラ結石症を示唆するとする報告があります。今回対象とした方向交代性上向性眼振を認めた症例はすべて、経過観察中にめまい感以外の小脳症状や脳神経症状を認めなかったことから水平（外側）半規管型BPPVクプラ結石症と考え治療を行いました。

水平（外側）半規管型BPPVクプラ結石症例に対する治療法として、過去にバイブレーターボードが有効だったという報告、またクプラに付着した耳石をタッピングで剥離して半規管結石症に移行させてからLempert法を行った報告がありました。今回われわれはベッド型マッサージ器®（QZ-220）で頭部刺激を行い、クプラに付着した耳石がはずれやすくなった状況の直後にBrandt-Daroff法を各体位3分間1コース行うことが有用ではないかと考え、検討しました。

対照群としてBrandt-Daroff法のみを行ったものを設けていないので、厳密にはベッド型マッサージ器®（QZ-220）が有効であると結論することはできませんが、本療法の翌日には25例中8例で自覚症状と眼振が消失していたこと、また治療後の自覚症状と眼振の消失した日数が平均5・3日で、Brandt-Daroff法のみで加療を行ったほかの報告（平均12・8日、59日）よりも短かったことから（**表2**）、ベッド型マッサージ器®（QZ-220）とBrandt-Daroff法を組み

表２　ほかの報告との治療成績の比較

	報告例	症状あるいは眼振消失までの平均期間（日）	
		理学療法施行（+）	理学療法施行（−）
水平（外側）半規管BPPVクプラ結石症	林ら[3],2000年	12.8（n=5）	41.3（n=3）
	藤田ら[18],2005年	59（n=10）	
	佐藤ら[22],2006年	4.9（n=14）	
	松吉ら[14],2008年	13.6（n=4）	15.6（n=7）
	本報告	5.3（n=25）	

合わせた本療法は効果があったと考えました。

本療法翌日に自覚症状と眼振が消失した8症例以外の17例のなかで、方向交代性上向性眼振から方向交代性下向性眼振へ移行した症例が4例ありました。そのほかの13例は、治療を繰り返しているうちに方向交代性上向性眼振が持続したまま、自覚症状と眼振が消失しました。

本療法が有効だった原因としては、頭部刺激で耳石がクプラから外れやすくなったことに加え、方向交代性上向性眼振が眼振方向が変化することなく消失したことから耳石が融けやすくなったこと、さらにクプラに付着した耳石が卵形嚢《のう》側に移行した可能性も推察されました。

◆

水平（外側）半規管型ＢＰＰＶクプラ結石症は耳石がクプラに付着することが原因とされています。このため睡眠頭位と関係があるのではないかと考え検討を行いましたが、重野らの報告同様、睡眠頭位の方向と患側の関係は認められませんでした。また、特定の睡眠頭位がある群とない群で本治療を行ったあとの自覚症状と眼振の消失日数を比較しましたが、これも有効性に違いはありませんでした。ベッド型マッサージ器®（QZ-220）による頭部刺激の有効性は、睡眠頭位と無関係であったことを示しています。

一方、後半規管型ＢＰＰＶでは患側を下にして寝ている人が多いとの報告もあります。水平（外側）半規管型ＢＰＰＶクプラ結石症の場合、睡眠頭位と患側、および本療法の治療効果との関連は認められませんでしたが、耳石が入り込んだ半規管によっては睡眠頭位が今後の治療や再発予防につながる可能性もあり、今後の検討が必要と考えました。

なお、バイブレーターボードの使用については網膜剥離の症例は禁忌となっています。またベッド型マッサージ器®（QZ-220）については、重度の骨粗鬆症、妊娠が使用禁忌となっています。このような使用制限に留意すれば、本療法は有用な方法と考えられます。

今回、同一施設内での比較検討を行っていませんが、参考値として熊本県での理学療法未施行例と比較すると、本療法の自覚症状と眼振の消失に要した期間は短く、今後の水平（外側）半規管型BPPVクプラ結石症に対して有用な治療法と考えられました。

良好な治療成績が得られた理由として、当院が一般診療所で、可能なかぎり頻回（治療後翌日、3日後、5日後、7日後）受診して本療法を受けてもらえたことも要因の一つと考えます。

ほかの報告の治療成績との比較を行いました（表2）。平均眼振消失日数はBrandt-Daroff法のみを行った群で12・8日、未治療にて経過をみた群で41・3日と、Brandt-Daroff法単独でも有効であることが報告されています。本療法はBrandt-Daroff法のみで治療を行った平均自覚症状消失日数よりも自覚症状と眼振の消失日数が短く、Brandt-Daroff法を施行する直前にベッド型マッサージ器®（QZ-220）による頭部刺激を行ったことが良好な治療成績を得られた原因と考えられました。また、Brandt-Daroff法を行っても眼振消失までに59日かかったという報告もあります。

水平（外側）半規管型BPPVクプラ結石症は難治とされますが、佐藤らは非特異的理学療法（⇩P59・図4）を行うことで自覚的めまい消失日数が4・9±3・8日だったと良好な治療成績を報告しています。この方法は非侵襲的で、整形外科的な合併症のためにBrandt-Daroff法が行えない症例にも施行可能です。今後検討していくべき治療方法であると考えられます。

◆

再発症例の割合は全体の12%(25症例中3例)で、いずれも発症時と同側でした。BPPV全体での再発を検討した報告では、特定の睡眠頭位で寝ている人よりよく寝返りをうつ人の方の再発率が有意に低いという報告があり、再発防止のために特定の頭位を避けるような指導も必要と思われます。

BPPV全体での再発率は16~50%ですが、半規管結石症とクプラ結石症を合わせた水平(外側)半規管型BPPVの再発率は19・4~37・5%と報告されています。今回は経過観察期間が短いため再発率が12%と低くなっている可能性もあります。またベッド型マッサージ器®(QZ-220)の使用と再発率との関係は不明な部分が多く、今後の検討が必要と考えられます。

方向交代性上向性眼振を呈する水平(外側)半規管型BPPVクプラ結石症の治療法はまだ十分に開発されていません。より適切な治療法について今後さらなる検討が必要と考えられます。

⑤ 温度刺激検査により早期診断・早期治療が可能になる

強い回転性めまいと吐き気を起こす急性めまいで聴力に左右差と低音障害がない場合、良性発作性頭位めまい症、前庭型メニエール病、椎骨脳底動脈循環不全、前庭神経炎、聴神経腫瘍などが考えられます。ただし、一般耳鼻咽喉科診療所で初診時に行われる簡易検査だけでは、その確定診断は困難です。そのために適切な治療開始が遅れ、めまいが長期にわたる症例がしばしばみられます。また、実際の臨床の現場で、めまい症例に対して即時に温度刺激検査を行っている施設は少ないと考えられます。

今回、急性めまい症例に対して即時に温度刺激検査を行うことで外側半規管機能を評価し、これが前庭神経炎の早期診断・早期治療に有効であることを評価しました。

一側性外側半規管麻痺《はんきかんまひ》と診断されれば前庭神経炎は最も鑑別すべき疾患で、早期の治療開始が必要です。前庭神経炎に対するステロイド使用には議論がありますが、同疾患に対しては原則的に初診時よりステロイドを投与しました。

◆

平成24年12月1日から平成25年11月30日までの1年間に、強い回転性めまい・吐き気を初めて自覚し、発症後30日以内に当院を初診した71

症例を「急性めまい症例」としました。なお、同じ症状でも眼振所見から良性発作性頭位めまい症（以下BPPV）確実例、問診から同症が疑われる症例、さらに急性低音障害型感音難聴症例、メニエール病症例、めまいを伴う突発性難聴症例は除外しました。

この「急性めまい症」71症例に対して温度刺激検査（第一医科社製エアーカロリック：15℃60秒刺激、Panasonic社Meditesterにて緩徐《かんじょ》相《そう》速度を測定）を初診時に施行し、一側または両側が10度／秒未満（Canal Paralysis: CP）であった症例を「前庭神経炎」としました。

今回の対象症例の診断は、日本めまい平衡医学会の基準の『病歴からの診断』を参考にしました。そのうえで前庭神経炎を疑うも温度刺激検査を施行していなかった場合、または温度刺激検査にて半規管麻痺(以下CP)を認めなかった場合には、診断名が用意されていないため、

表1　突発性めまいの診断基準

病歴からの診断
1）突発性に発症する単発性のめまい発作を主症状とする。 2）めまいと直接関連をもつ蝸牛症状、中枢神経症状を認めない。 1）2)の条件がある場合、本症を疑う。
検査からの診断
1）聴力検査で、正常聴力または、めまいと直接関係しない聴力像を示す。 2）めまい発作時には自発及び頭位眼振検査で方向固定制水平性（時に水平・回旋混合性）眼振をみる。 3）神経学的検査で前庭神経以外の神経障害所見なし。 1)2)3)の条件を認めた場合、本症と診断する。

急性めまい症例のうちCP以外の症例を「突発性めまい症例」とした。

同基準の前庭神経炎の項に準じ、武田らの提唱する突発性めまいの診断基準を一部改変されたものを用いました（表1）。このため急性めまい症例のうちCP以外の症例、つまり両側とも最大緩徐相速度が10度／秒以上の場合を「突発性めまい症例」としました。

急性めまい症例71例の内訳は男性29例、女性42例、全体の平均年齢は53・3±16・0歳（男性52・2±16・7歳、女性54・0±15・5歳）。

このうち前庭神経炎群は21例（男女10例、女性11例）で、平均年齢は50・9±12・6歳（男性52・7±13・1歳、女性49・2±12・0歳）でした。突発性めまい群は50例（男性19例、女性31例）、平均年齢は54・3±17・1歳（男性51・9±18・4歳、女性55・6±16・2歳）でした。

対象期間中に当院を初診した全めまい症例は743例で、内訳は疑い例を含めたBPPV症例282例、その他の耳性めまい症例276例（疑い例を含めたメニエール病が159例、突発性めまい50例、めまいを伴う突発性難聴が37例、前庭神経炎21例、中耳炎に伴うめまい9例）、血圧異常によるめまい症例103例、中枢性めまい41例（慢性脳虚血《のうきょけつ》25例、椎骨《ついこつ》脳底動脈循環不全15例、脊髄小脳変性症1例）、心因性めまい7例、原因不明のめまい34例でした。

◆

急性めまい症例を温度刺激検査の結果によって「前庭神経炎群」と「突発性めまい群」に群分けし、それぞれにめまいによる日常生活障害のアンケート（DHI：Dizziness Handicap Inventory）のスコアを比較しました。

前庭神経炎群については急性感音性難聴の治療法に準じたステロイド内服（プレドニゾロン30㎎を2週間かけて漸減、アデホス®、メチコバール®、ビタメジン®、ムコスタ®、ガスター10®の併用投与）を行い、その有効性を評価しました。原則として温度刺激検査・DHIスコア・赤外線CCDカメラ下の眼振検査は初診時、2週後、4週後に行いました。ただし糖尿病、緑内障、胃潰瘍などの合併症があってステロイドを使用できない症例にはセファドール®（ジフェニドール）を投与、アデホス®、メチコバール®、ビタメジン®を併用投与しました。

CPだった患側耳の最大緩徐相速度が治療後

に10℃／秒以上に回復した場合を回復症例としました。CP回復率とは、CPだった対象症例が回復症例になった割合です。

◆

「急性めまい症例とDHIスコアについて」は**図1**、「前庭神経炎に対するステロイドの効果（最大緩徐相速度）」は**図2**、「前庭神経炎に対するステロイドの効果（DHIスコア）」は**図3**、「前庭神経炎に対するジフェニドールの効果（最大緩徐相速度）」は**図4**、「前庭神経炎に対するジフェニドールの効果（DHIスコア）」は**図5**、「受診から2週以上経過を追えた前庭神経炎症例での温度刺激検査」は**表2**、「急性めまい症例に対する温度刺激検査」は**表3**に、それぞれ示しました。

◆

急性めまい症例71例に対して即時に温度刺激検査を行うことにより、21例（29・5％）の前庭神経炎を診断することができました。

今回、合併症からステロイド非適応症例（ジフェニドール投与群）を選んでいるため治療法のランダムな割り付けが行われているわけではなく、ジフェニドールとステロイドの効果を比較検討して結論を導くことは困難です。しかし、前庭神経炎に対するステロイド投与の効果は、最大緩徐相速度が投与後2週目から有意に改善し、またmeめまいによる日常生活障害はDHIスコアによって4週目から有意に改善してくることがわかりました。発症から30日以内に初診した前庭神経炎症例に対して、すべての症例にステロイドの効果を認めました。

◆

したがって「急性めまい症例」に対して即時に温度刺激検査を行い、前庭神経炎を診断し、早期に治療を開始することが有用と考えました。

図3　前庭神経炎に対するステロイドの効果（DHI スコア）

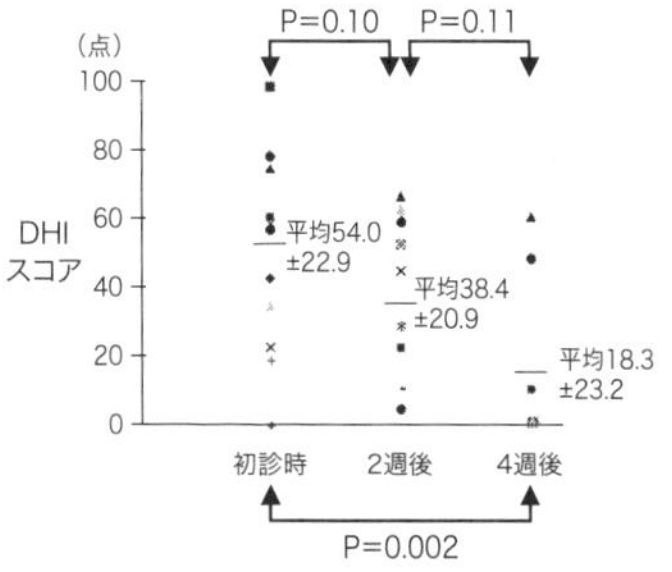

初診時 21 症例のうちステロイド投与後2週目を比較できた症例は 11 例。11 例における初診時 DHI スコアは平均54.0±22.9点、2週後は平均38.4±20.9点と、初診時と比較し有意な改善は認めなかった（P=0.10）。4週後の対象症例は 7 例となったが、平均 18.3 ± 23.2 点と、初診時と比較して有意差をもって DHI スコアの改善を認めた（P=0.002）。

図1　急性めまい症例の DHI スコア

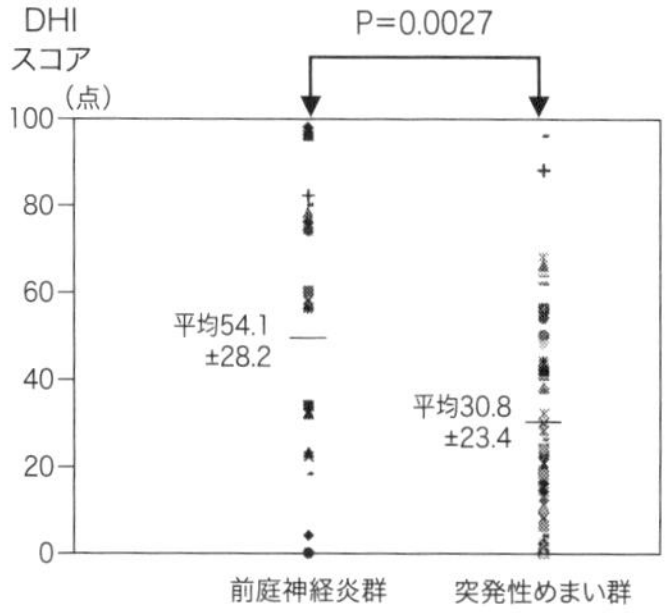

急性めまい 71 症例に対して即時に温度刺激検査を行うことで 21 例（29.5%）の前庭神経炎を診断することができた。両群の DHI スコアを比較すると、前庭神経炎群は平均 54.1 ± 28.2 点、突発性めまい群は平均 30.8 ± 23.4 点で、有意差をもって前庭神経症例において高値だった（P=0.0027）。

図4　前庭神経炎に対するジフェニドールの効果（最大緩徐相速度）

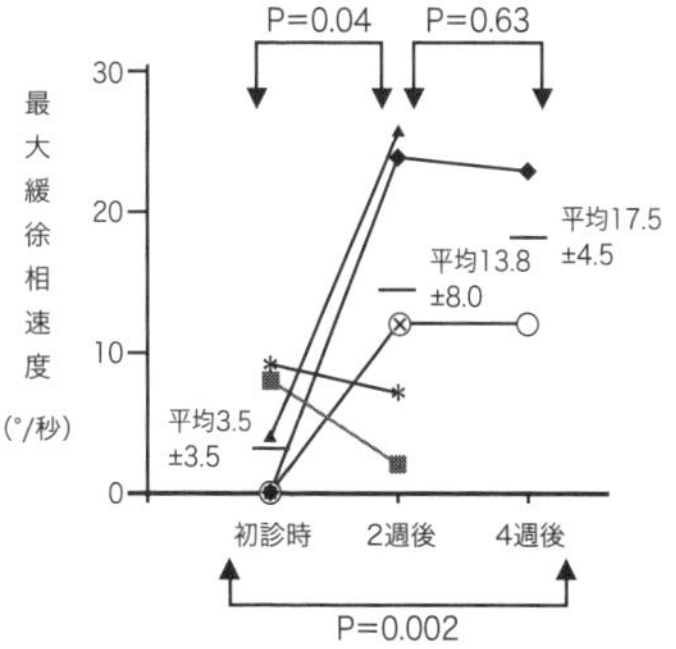

初診時と投与後 2 週目が比較できたのは 6 例。初診時の最大緩徐相速度は平均 3.5 ± 3.5 度／秒、2週後の同速度は平均 13.8 ± 8.0 度／秒と有意差をもって改善を認めた（P=0.04）。4 週後は対象症例が2例となったが最大緩徐相速度は平均 17.5 ± 4.5（° / 秒）で、有意差をもって改善を認めた（P=0.002）。

図2　前庭神経炎に対するステロイドの効果（最大緩徐相速度）

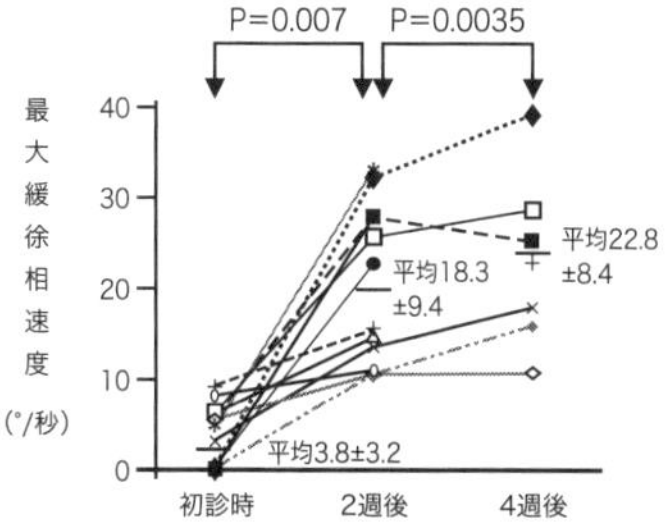

初診時 11 例における最大緩徐相速度は平均 3.8 ± 3.2（° / 秒）であった。2 週後 11 例の同速度は平均 18.1 ± 9.4（° / 秒）と初診時と比較し有意差をもって最大緩徐相速度の改善を認めた（P=0.007）。初診後から 4 週後は 4 例が受診なく、対象症例が 7 例となったが最大緩徐相速度は平均 22.8 ± 8.4（° / 秒）であり、2 週後と 4 週後を比較したところ有意差をもって同速度の改善を認めた（P=0.0035）。

表2　受診から2週以上経過を追えた前庭神経炎症例での温度刺激検査

前庭神経炎（ステロイド投与群）			前庭神経炎（ジフェニドール投与群）		
最大緩徐相速度（°/秒）			最大緩徐相速度（°/秒）		
症例	患側	健側	症例	患側	健側
1	5	24	1	0	7
2	5.8	24	2	8	16
3	6	30	3	4	22
4	3	9	4	0	6
5	0	18	5	9	17
6	0	16	6	0	12
7	0	9			
8	5	14			
9	8	23			
10	0	4			
11	0	13			

温度刺激検査の結果を健側と患側について、ステロイド投与群（11例）とジフェニドール投与群（6例）に分けて示した。両側CP症例を前者にて3例、後者にて1例を認めた。これらの患側については治療開始後2週後の温度刺激検査にて改善がみられた側とした。これら4例ともCPから回復していた。

図5　前庭神経炎に対するジフェニドールの効果（DHIスコア）

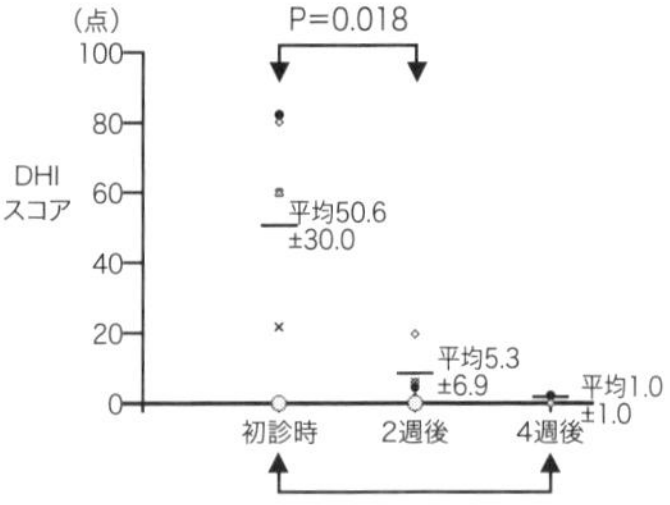

初診時と投与後2週目が比較できた症例は6例。初診時のDHIスコアは平均50.6±30.0点、2週後の同スコアは平均5.3±6.9で有意な改善を認めた（P=0.018）。4週後は対象症例が2例となったがDHIスコアは平均1.0±1.0点で、有意差をもって改善を認めた（P=0.013）。

表3
急性めまい症例に対する温度刺激検査

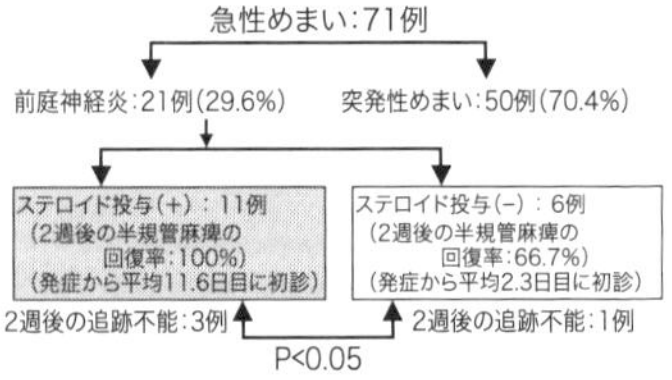

追跡不能例を除外した前庭神経炎群21症例において、ステロイド投与群（11例）とジフェニドール投与群（6例）のCPからの回復率を治療開始から2週後に比較した。前者は100%（発症からの治療開始までの期間は11.6±10.1日）、後者は66.7%（発症からの治療開始まででの期間は2.3±1.8日）だった。ジフェニドール投与群のほうが発症から治療開始までの期間が有意差をもって短い（P=0.026）にもかかわらず、ステロイド投与群のCP回復率のほうが有意差をもって高かった（P<0.05）。

治療効果は、ステロイド投与群はジフェニドール投与群と比較して治療開始から2週目で有意にCPからの回復を認めています。またステロイドの代わりにジフェニドールを投与した症例でも、最大緩徐相速度が投与後2週目から有意に改善し、めまいによる日常生活障害はステロイド投与群では4週目から有意に改善してくるのに対してジフェニドール投与群では2週目から有意に改善してくることがわかりました。

発症からの治療開始日数はステロイド投与群で11・6±10・1日、ジフェニドール投与群で2・3±1・8日と、後者が有意差（p＝0・026）をもって早期でした。したがって、発症早期の前庭神経炎であればジフェニドールでも、ステロイドに及ばないまでも、2／3程度の症例にて治療効果があらわれると推察されました。

◆

前庭神経炎のめまい症状を改善するために、ステロイドの有効性はすでに報告されています。しかし今回の報告のように、耳鼻咽喉科診療所を初診して即時に温度刺激検査を行い、前庭神経炎の診断を行ったうえでステロイド投与の有効性を明らかにした報告は少数です。

本報告と同様に前庭神経炎急性期にステロイドを行った報告では、急性期のステロイド投与は自発眼振消失までの日数を有為に短縮させ、温度眼振反応の回復を促進させると述べられています。また前庭神経炎と考えられる症例を含む前庭性のめまい症例に対して二重盲検法でプレドニンを投与したほうが高率に有意にめまい症状が軽快し、電気眼振検査の成績も高率に改善した、という報告もあります。今回の結果は、これらの報告を支持するものとなります。

◆

ステロイドが半規管麻痺だけでなく自覚的めまい症状の改善に有効だった理由は、ステロイドが中枢前庭系のシナプスの可塑性、つまり前庭代償に有効に作用するためと考えられます。

めまい症例全例に対して初診時に温度刺激検査を行うことは時間的に困難ですが、急性めまい症例を選別して即時の温度刺激検査を行い早期にステロイドを使用すること（ステロイドを使用できない合併症のある症例に対しては発症からより早期にジフェニドールを使用すること）で、良好な予後をもたらすことが可能であることがわかりました。

諸施設から報告されためまい統計によると、前庭神経炎は全めまい症例中数パーセント程度と、BPPVに比べて発症頻度の少ない疾患ですが、適切な治療を行わないと一部の症例ではふらつきが2～3年も持続して日常生活に障害をきたすことがあります。今回報告したように、温度刺激検査を初診時に即時に行い、早期に治療を開始することが有用であると考えました。

⑥両側の半規管に異常があっても早期治療・リハビリは有効

前庭機能障害は通常一側性ですが、両側性の場合もあります。両側性はアミノ配糖体系抗生剤の副作用として発症することが知られていますが、ほかの原因で起こることもあります。

前庭機能が両側ともに障害されると重篤な平衡失調が起こり、ひどいときは歩行不能になり、いわゆる「jumbling《ジャンブリング》現象」を訴えることもあります。一側性では健側（良い側）の前庭系入力を使用して平衡感覚を補いますが（前庭代償）、両側性だと視覚系と深部知覚系しか頼れなくなるため前庭代償ができるようになるまでにかなり時間を要します。また治療の面からみても、本病態は困難と考えられています。

本病態については、昭和59年に厚生省特定疾患前庭機能異常調査研究班の報告以降、詳細な検討がなされていないのが現状です。今回われわれは当科（熊本大学病院耳鼻咽喉科）で経験した、温度刺激検査で両側半規管機能麻痺《はんきかんきのうまひ》（CP）をあらわした症例から中枢性障害によるものを除外したうえで、軽度CP群と高度CP群に分け、両群の病態を比較検討しました。

◆

2002年9月から2006年12月までに熊本大学病院耳鼻咽喉科を受診し、温度刺激検査にて両側ともＣＰ（最大緩徐相《かんじょそう》速度10度／秒未満）と診断した36例を対象としました。診断は、日本めまい平衡医学会の「めまい診断基準化のための資料―１９８７年めまい診断基準化委員会答申書―」を基準としました。中枢性障害を主体とする症例を除外し、温度刺激検査で両耳とも無反応だった症例を高度ＣＰ群（13例）、わずかでも反応のあった軽度ＣＰ群（10例）に分け、純音聴力検査、重心動揺計検査、日常生活動作（ＡＤＬ）スコア（**表1**）の３点について比較検討しました。

結果は、**図1～5、表2**に示しました。

◆

両側前庭機能障害についての報告では、本症の推定罹患率は10万に対して1・6人とされています。欧米の神経内科、耳鼻咽喉科施設における無作為の電気眼振図記録では、両側前庭機能障害の割合は0・6～2％とされています。

われわれの施設で温度刺激検査を行っためまい患者における両側ＣＰの頻度（12・9％）は、ほかの施設と比較してやや高い割合でした。理由は、当施設が大学病院でより平衡障害の強い症例が集まっていることが考えられます。

両側前庭機能障害の原因として、耳毒性薬物（アミノ配糖体、シスプラチンなど）投与後、髄膜炎後遺症、梅毒性迷路炎、進行性難聴、両側メニエール病、腎透析合併症、両側内耳奇形、両側聴神経腫瘍《しゅよう》などが報告されています。

今回の検討で、両側ＣＰの原因疾患は、末梢性障害による疾患と中枢性障害による疾患がそれぞれ36・1％と同数でした。前者は両側メニエール病が多く、後者は聴神経腫瘍、さまざまな代謝疾患、感染症、変性疾患などでした。

両側前庭機能低下については、アミノ配糖体系抗生剤などの耳毒性薬物によるものが20～30％と報告されています。対して今回の検討で

図2　両側 CP 症例の臨床診断の内訳

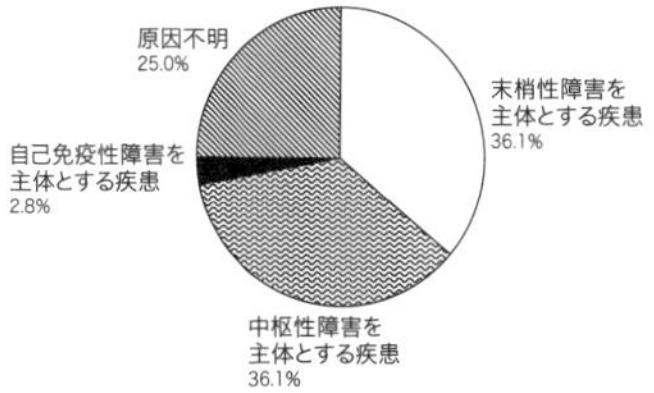

両側 CP の原因は 36 例中、末梢性・中枢性ともに 13 例（36・1%）。基礎疾患に自己免疫疾患（多発性筋炎）がある症例が 1 例（2.8%）、原因不明が 9 例（25%）だった。

図3　軽度 CP 群と高度 CP 群の聴力の比較

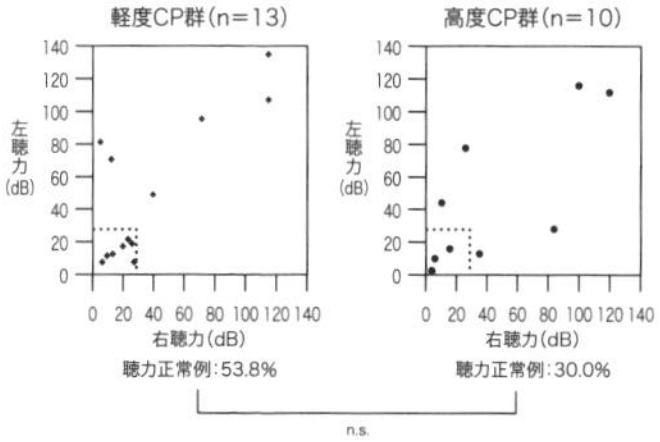

4分法にて算出、両耳とも 30dB 以内を聴力正常とした。軽度 CP 群は高度 CP 群と比較して聴力が保たれている傾向がみえるが有意差はなかった。

表1　ADL評価（慶應大学方式・22 点満点）

1. 歩く（平らな所）
2. 階段を降りる（駅、デパートなど）
3. 動いている乗り物（電車、バス）の中で立っている
4. 立ってズボンやスカートをはく
5. 夜間（暗闇）の歩行
6. 動いている者を見る（例えばテレビの画面）
7. 急に振り向く
8. おじぎをする
9. 上を向く、そり返る
10. 起床、臥床をスムーズに行う
11. 人混みの中をスムーズに歩く

2点	1点	0点
できる（全く問題なく）	支障がある	できない

表2　両側 CP の原因となる臨床診断名

中枢性障害を主体とする疾患		末梢性障害を主体とする疾患	
聴神経腫瘍（一側性）	4例	メニエール病	10例
ヘモジデリン沈着症	2例		
急性小脳炎	1例		
椎骨脳底動脈循環不全	1例	耳毒性薬物	1例
Wernicke脳症	1例	内耳奇形	1例
ミトコンドリア脳筋症	1例	ムンプス難聴	1例
脊髄小脳変性症	1例		
頭部外傷後	1例		
髄膜炎後遺症	1例		

症例内に Jumbling 現象は 3 例にあり、うち 2 例は両側メニエール病、1 例は急性小脳炎だった。

図1　全めまい症例と両側 CP 症例の年齢別分布

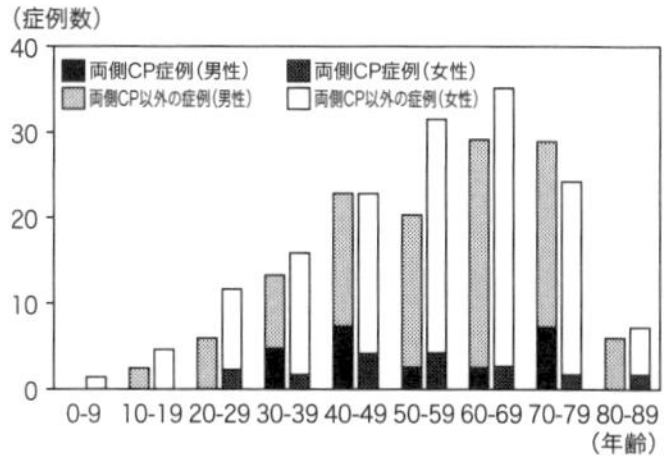

全めまい症例は 279 例（男性 127 例、女性 152 例）、男女とも 60 ～ 70 代に多かった。両側 CP 症例は 36 例（全めまい症例中 12.9%）、うち男性 21 人、女性 15 人だった。平均年齢は 52.9 歳（軽度 CP 群 47.5 歳、高度 CP 群 50.3 歳）。年齢について両群に有意差はなかった。

図4　軽度CP群と高度CP群との体平衡の比較

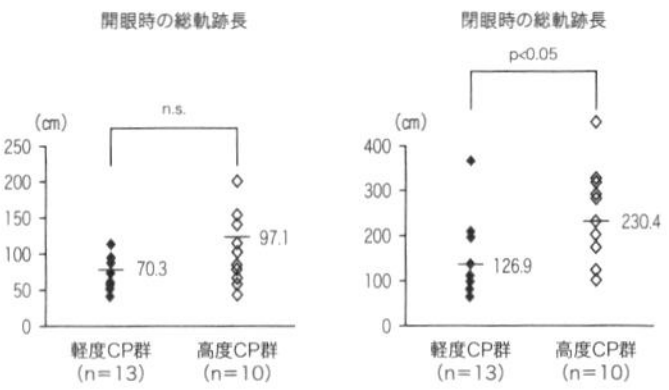

重心動揺計検査を行った34例について、開眼時・閉眼時の1分間の総軌跡長をパラメーターとして比較検討した。閉眼時のみ、高度CP群で有意差をもって総軌跡長が延長していた（開眼時p=0.29、閉眼時p=0.025）。軽度CP群、高度CP群の間にRomberg率には差はなかった（p=0.58）。

図5　軽度CP群と高度CP群とのADLの比較

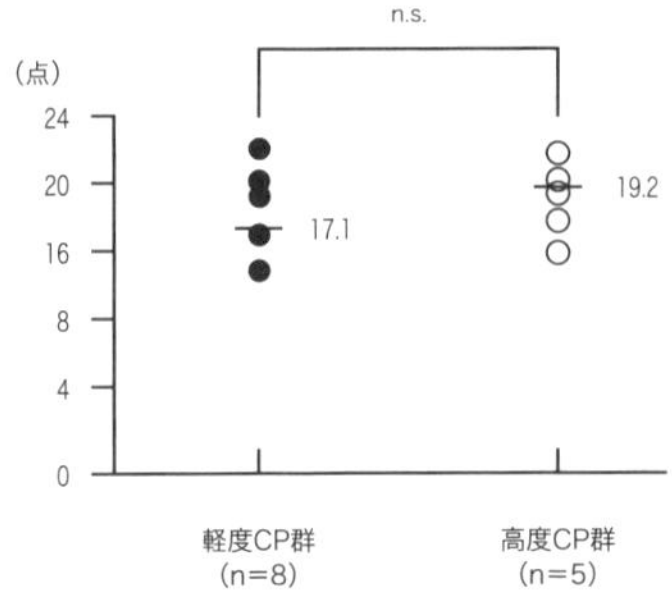

平均ADLスコアでは軽度CP群が17.1点、高度CP群が19.2点で、両群に有意差はなかった（p=0.83）。なお、唯一ADLスコアが10点以下だったのは両側メニエール病の症例だった。

は、耳毒性薬物使用歴のある症例は1例（2・8％）にすぎませんでした。理由として、結核患者数が減少したこと、耳毒性薬物の使用注意点の啓蒙が進んだことなどが考えられました。

◆

両側の内耳機能が高度に低下した場合にみられるJumbling現象は、Dandyにより報告されました。運動時の固視障害による動揺視、歩行時の動揺を訴えるとされます。沖中らの報告では、両側前庭機能低下症例28例中24例という高い割合でJumblingを訴えており、その24例中20例が耳毒性薬物使用が原因でした。

今回の報告でJumbling現象があったのは両側CP症例36例中3例のみで、いずれも耳毒性薬物の使用歴はなく、2例は両側メニエール病、1例は急性小脳炎によるものでした。耳毒性薬物使用による両側CP症例は最近減少しており、Jumbling現象の発症を防ぐには、耳毒性薬物に対する注意に加え、今後はメニエール病に対する対応も必要であると考えられました。

◆

両側CPの程度と聴力の関係を検討しましたが、軽度CP群と高度CP群の間に有意差はありませんでした。聴力は正常だが両側性前庭機能障害があり、比較的若年期にめまい発作を繰り返す症例をBalohらが報告しています。今回の対象症例の聴力正常例には両耳ともCPとなる原因が不明で、2年以上めまい発作を繰り返している2例が含まれていました。Balohらの報告に類似した病態なのかもしれません。両側前庭機能障害症例をまとめた報告では20%以上が特発性で、聴力正常で神経学的徴候も伴わないと報告されています。今回の検討では聴力正常例は36・1%で、過去の報告と同程度の割合でした。

◆

両側CPの程度と体平衡およびADLスコアとの関係を検討すると、両側CPでも末梢前庭機能が残っているほど体平衡機能は保たれる傾向にあることがわかりました。少しでも内耳機能が残っていれば脳は巧妙に前庭機能を代償すると報告されており、われわれの結果はこれを支持しています。

硫酸SM投与による両側前庭機能低下症例についての沖中らの検討では、温度刺激検査にて反応消失群と反応残存群の間に有意差をもって後者に主観的な予後の改善もみられていた、と報告しています。しかし今回の検討では、主観的な体平衡評価としてADLスコアには軽度CP群と高度CP群との間に差はありませんでした。当科は大学病院であるため、発症後長期間を経てから受診した症例が多くあります。期間をへて中枢による前庭の代償機転が作用するようになったため、両群の主観的なＡＤＬスコアに差が生じなかったものと推察しました。

◆

両側ＣＰの原因がCogan《コーガン》症候群などの免疫性内耳疾患の場合には、前庭機能の回復のためにステロイドや免疫抑制剤を早期に投与することが有効とされます。また前庭神経炎による半規管麻痺症例に対するステロイドの使用でＱＯＬの改善が報告されています。今回のわれわれの症例にも、メニエール病など治療方法がある程度確立している疾患が存在しています。できるだけ早期に適切な治療を行い、高度ＣＰへ移行させない対応が必要でしょう。

前庭機能の代償促進のために当科では、北里大学方式の運動療法を行っています。前庭のリハビリテーションについて、両側前庭機能障害症例に対して行われた報告では「客観的な検査結果による平衡障害の改善は乏しかったが主観的評価では有効であった」とされています。今後も積極的に行っていくべきと考えます。Ｐ72・図7のリハビリが行いやすいと思います。

◆

両側ＣＰをきたす原因は多様化してきています。本病態は、わずかでも半規管機能が残存していれば、その原因に応じた早期の治療やリハビリを行うことで重篤な平衡障害は回避できると考えられます。平衡障害を訴える症例を診察した場合、常に本病態を念頭に置いた診断と早期治療が重要になります。

⑦精神疾患によるめまいは薬に頼らず精神科医に

めまいで受診する患者さんのうち、精神疾患によるものと診断される症例は5～30%を占めるという報告があります（大学病院6%、耳鼻咽喉科診療所で1.3%）。

精神疾患によるめまいと診断される頻度は、施設ごとの診断方法によって、また医師によって、ある程度のばらつきがあるのが現状です。しかし、ストレス社会で精神疾患によるめまい疾患は今後ふえてくると考えられます。耳鼻咽喉科医も治療可能な精神疾患によるめまいと治療困難なめまいを鑑別し、精神科専門医に依頼すべき疾患を理解しておくことが重要です。

精神疾患によるめまいは主に、以下の3つに分類されています。このうち「③身体表現性障害に伴うめまい」は薬剤難治性とされ、同疾患の鑑別と診断が重要になると考えられます。

精神疾患によるめまいとは

①**不安障害**　不安や恐怖が内的に存在し、それらが外的・心的に体験されると動悸・発汗・息苦しさ等とともにめまいが起こることがある。

②**気分障害**　気分障害の一つである抑うつ気分にめまいが伴う、軽症エピソードとされる。う

つの症状は、抑うつ気分、活動性の低下、体重減少あるいは増加、不眠あるいは睡眠過多、精神運動性の焦燥・停止、易疲労性、無価値感、記憶力の低下、集中力の低下など。

③身体表現性障害　一般身体疾患を疑わせる身体症状があらわれるが、一般身体疾患や不安障害などでは説明できない、器質的異常のない身体的愁訴が特徴。しかし意識的な詐病、仮病とは異なる。診断基準（DSM-Ⅳ-TR）では身体障害性障害の分類が記載されているが（**表1**）、めまいは身体化障害や心気症に多いとされる。それは浮動感やふらつきである場合が多く、歩行障害を伴うこともある。めまいの訴えに比較して、不安・抑うつの訴えが目立たないことは他の精神障害との鑑別のポイントとされる。また診断基準にもあるように、執拗な検査要求や医療要求も目立つ。身体化障害では身体症状に過剰に注意を払い、心気症では症状が深刻な疾患の徴候だと信じ込むことも特徴的である。

表1　身体表現性障害（DSM-Ⅳ-TR）

300.81	身体化障害
300.82	鑑別不能型身体表現性障害
300.11	転換性障害
	疼痛性障害
300.7	心気症
300.7	身体醜形障害
300.82	特定不能の身体表現性障害

精神疾患によるめまいの治療

不安障害とうつは海馬におけるセロトニン再吸収の亢進《こうしん》が原因の一つとして明らかになって

おり、近年ではセロトニン再吸収阻害剤（SSRI）が効果的な治療法とされています。さらに海馬セロトニンと平衡感覚の関係について、海馬にある方向感に関係する細胞がセロトニン作動性であることがわかり、不安モデルのマウスにSSRIを投与したところ姿勢やバランスが改善されたことが報告されています。

こうしたことから、不安障害やうつに伴うめまいは、耳鼻咽喉科医でも研鑽をつむことによりある程度の診断と治療が可能と考えられます。

不安や葛藤が強い身体表現性障害に伴うめまいに対しては抗不安薬が、うつ状態が強い場合には抗うつ薬が使用されることがあります。身体表現性障害も抗不安薬を使用することで、肩こり、全身筋肉の緊張、夜になると悪化する体のだるさなどが解消されますが、前述のように身体表現性障害に伴うめまいには薬剤が無効です。処方しても服薬を拒まれたり、カウンセリングも無効であることがほとんどとされています。このため、身体表現性障害に伴うめまいについて、耳鼻咽喉科医は漫然と治療を続けるのではなく、正確に鑑別して、早期に精神科専門医に治療を依頼すべきと考えられます。

⑧めまい経験がない人にめまいを誘発してわかったこと

めまいの症状は、回転感、浮動感などさまざまです。これは前庭眼反射と前庭自律神経反射を含めた自律神経機能異常が関連しているとされています。

温度刺激検査で誘発される眼振と、そのときに起こるめまい感を検討した報告では、心理テストで神経症傾向があるめまい症例で高率にめまい感が起こるとされています。われわれも、めまい症例には自律神経失調状態や起立性調節障害（以下ＯＤ）が高率で合併していることを報告しています。また、末梢前庭障害で回転性めまいを訴える症例では、温度刺激検査時に自覚するめまい感が高率に回転感である（73％）と報告されています。

しかしこれまで、めまいのない人を対象として複数の心理テストの結果およびＯＤの有無と、温度刺激検査で誘発されるめまい感の関係を検討した報告はありませんでした。

今回われわれは、内耳機能が正常範囲と考えられる健常人を対象に、温度刺激検査で誘発されためまいについて、それぞれがもつ自律神経失調、抑うつ状態、不安傾向、ＯＤがどのように関連しているかを検討しました。◆

対象は、めまいを経験したことのない20～30代の37名（男性26名、女性11名）の計74耳。平均年齢は24・3歳（男性24・8歳、女性23・3歳）でした。温度刺激検査施行前に心理テスト（自律神経失調状態、抑うつ状態、不安傾向）、ＯＤについての問診を行いました。

心理テストは、阿部らが選出した自律神経機能についての質問紙（33問）と山際らが選出した抑うつに関する質問紙（24問）を参考にしました。不安傾向については、日本語版ＳＡＳの質問紙（20問）を使用、岡村らの報告を参考に40点以上を不安傾向としました（不安傾向スコア）。ＯＤについては、大国らの診断基準を用いて大症状5問と小症状6問を聞き、大症状1問かつ小症状3問、または大症状2問かつ小症状1問、または大症状3問以上に「はい」と答えた場合を陽性としました。

暗室で温度刺激検査（氷水5㎖、10秒刺激）を行ってめまいを誘発し、赤外線ＣＣＤカメラで眼振持続時間を測定しました。また、各耳の温度刺激検査の直後にあらわれためまい症状について問診を行い、各耳ごとに回転感、横に流される感じ、ふわふわする感じに分類しました。さらに温度刺激検査のあとであらわれ

表1　自律神経症状スコア（Graybiel の動揺病スコア）

	16点	8点	4点	2点
1. 吐き気はしましたか?	強（吐いた）	中（吐かないがかなり気持ちが悪かった）		弱（不快感のみ）
2. 冷汗をかきましたか?		強（かなりかいた）	中（強と弱の間）	弱（わずかにかいた）
3. 唾がたくさんでてきましたか?		強（かなり）	中（強と弱の間）	弱（わずかにあった）
4. 意識が遠のいていくようでしたか?		強（かなり）	中（強と弱の間）	弱（わずかにあった）
5. 頭痛がしましたか?		強（かなり）	中（強と弱の間）	弱（わずかにあった）
6. めまいはしましたか?		強（かなり）	中（強と弱の間）	弱（わずかにあった）

温度刺激検査直後に、Graybiel の動揺病スコアを参考として誘発された自律神経症状を数値化した。

た自律神経症状を各耳ごとに数値化しました（Graybiel《グレイビール》の動揺病スコア（表1）を参考にした。以降、自律神経症状スコアと呼ぶ）。

なお、心理テスト（自律神経失調状態、抑うつ状態、不安傾向）、ODについての検討では、温度刺激検査後に両耳とも同じめまい症状を自覚した場合（35例）のみを対象としました。めまい症状ごとに、これらの因子との関係を検討しました。

◆

温度刺激検査で誘発されためまい症状を各耳ごとに検討すると、全74耳のうち回転感42耳（56・6％）、横に流される感じ22耳（29・7％）、ふわふわ感6耳（8・1％）、無症状6耳（8・1％）でした。全37例のうち35例で左右の耳の症状が一致しました。この内訳は、両耳とも回転感を自覚した群は17例、両耳とも横に流される感じを自覚した群は10例、両耳ともふわふわ感を自覚した群は4例、両耳とも無症状であった群は4例でした。2例で、左右の耳にめまい症状の左右差がありました。

めまい症状と自律神経症状スコアを図1、めまい症状と眼振持続時間を図2、めまい症状と自律神経失調傾向を図3、めまい症状と抑うつ傾向を図4、めまい症状と不安傾向を図5に、それぞれ示しました。

◆

本報告では健常人を対象として温度刺激検査により誘発されるめまい感と、自律神経症状、心理テストおよびODとの関係を検討しました。

温度刺激検査で回転感を自覚した耳では、横に流される感じを自覚した耳に比べて自律神経症状スコアが有意に上昇していました。また回転感を自覚した耳では眼振持続時間が有意に延長していました。

図3　めまい症状と自律神経失調傾向

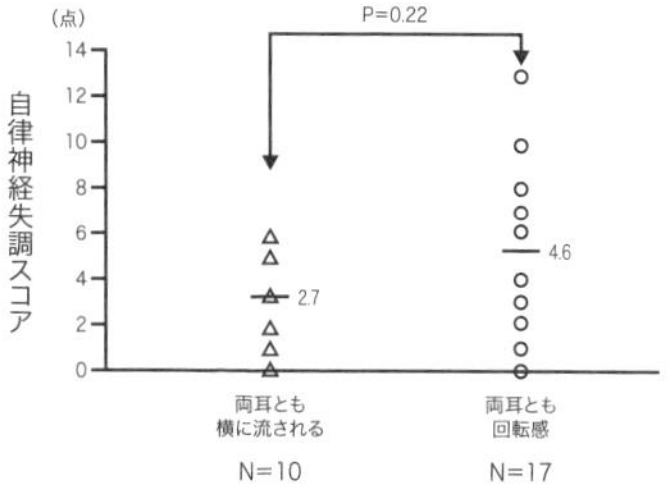

めまい症状と自律神経失調傾向との関係を検討した。両耳とも回転感を自覚した群と、両耳とも横に流れる感じを自覚した群の間には自律神経失調傾向のスコアには有意差はなかった（Mann-Whitney の U 検定：p=0.22）。

図4　めまい症状と抑うつ傾向

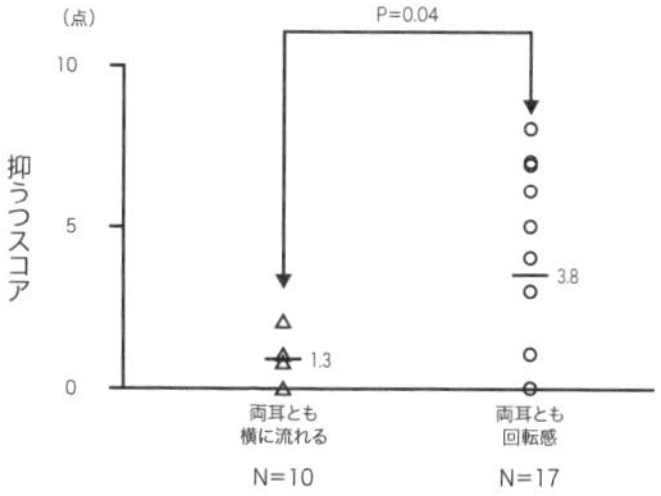

めまい症状と抑うつ傾向との関係を検討した。両耳とも回転感を自覚した群は、両耳とも横に流れる感じを自覚した群と比べて有意差ももってうつ傾向のスコアが上昇していた（Mann-Whitney の U 検定：p=0.04）。

図1　めまい症状と自律神経症状スコア

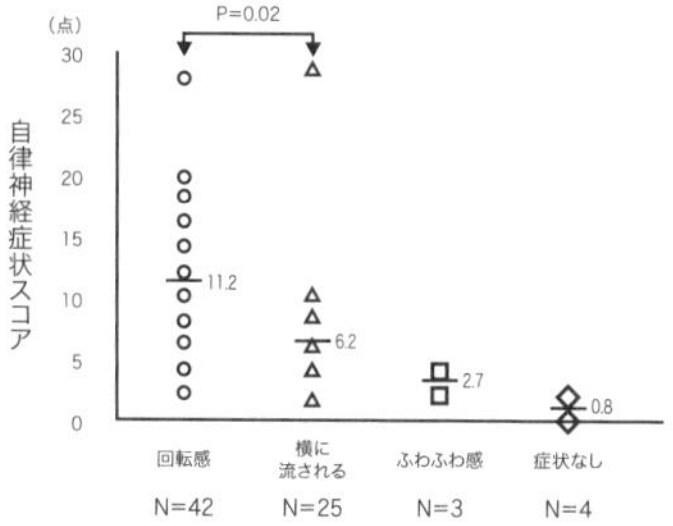

温度刺激検査で誘発されためまい症状と自律神経症状スコアとの関係を各耳ごとに検討した。回転感を自覚した耳は、横に流される感じを自覚した耳と比較して有意差をもって自律神経症状スコアが上昇していた（Mann-Whitney の U 検定：p=0.02）。

図2　めまい症状と眼振持続時間

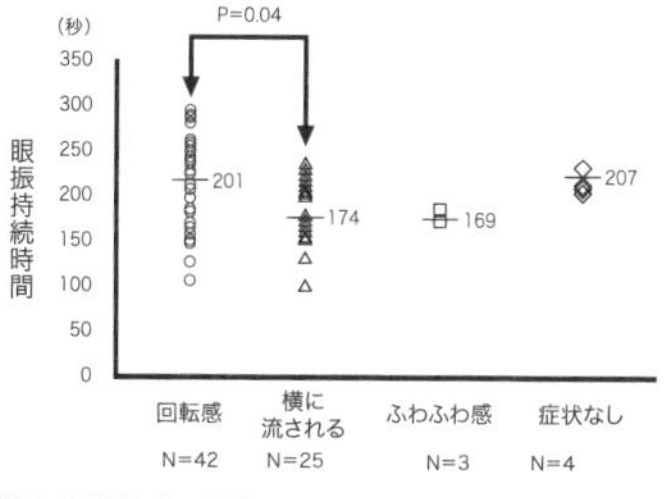

温度刺激検査で誘発されためまい症状と眼振持続時間を各耳ごとに検討した。対象とした 74 耳の眼振持続時間は 100 秒以上で、外側半規管機能はほぼ正常と考えられた。回転感を自覚した耳は、横に流される感じを自覚した耳と比較して有意差をもって眼振持続時間が延長していた（Mann-Whitney の U 検定：p=0.04）。

図5　めまい症状と不安傾向

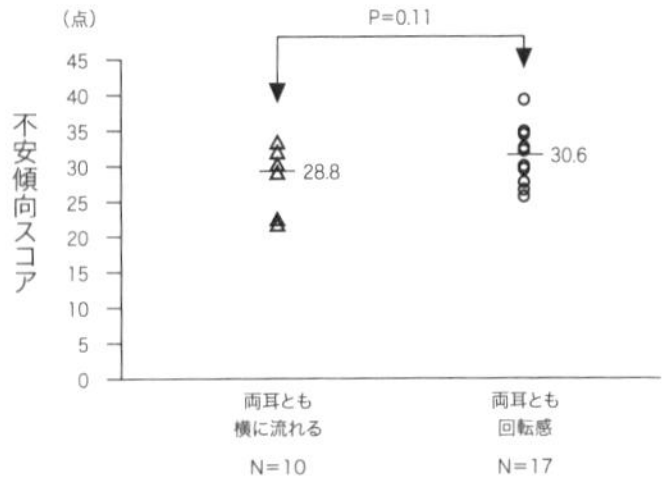

めまい症状と不安傾向との関係を検討した。両耳とも回転感を自覚した群と、両耳とも横に流れる感じを自覚した群との間に、不安傾向のスコアに有意差はなかった（Mann-Whitney の U 検定：p=0.11）。

図6　めまい症状とOD

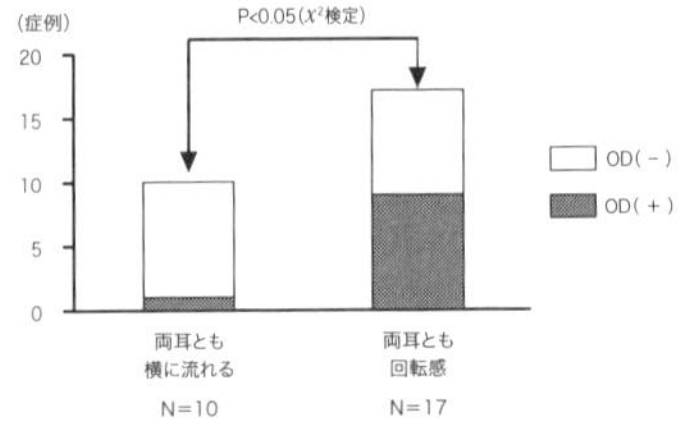

めまい症状と OD との関係を検討した。χ二乗検定を行うと両耳とも回転感を自覚した群は、両耳とも横に流れる感じを自覚した群と比べて有意に OD を多く認めていた（χ二乗検定：p<0.05）。

心理テスト、ODについての問診では、両耳とも回転感を持続した群は、両耳とも横に流れる感じを自覚した群と比較して有意に抑うつスコアが高く、またODを多く認めていました（図6）。一方、自律神経失調傾向、不安傾向には有意な関与は認められませんでした。

温度刺激検査は水平（外側）半規管を刺激する検査で水平性眼振が誘発されるため、横に流れる感じが起こると予測されます。ただし回転感を自覚する場合もあり、この違いを調べるために本検討を行いました。

米本らは温度刺激検査にて最大緩徐相《かんじょそう》速度が20度／秒程度になると回転性めまいを自覚するようになると報告しています。本結果では、回転感を自覚する場合は、強い前庭眼反射とともに抑うつ傾向が関与しているものと考えられました。自律神経失調傾向の関与はなかったものの回転感を自覚した対象者にODを多く認めたため、ODも回転感発症に関与しているものと考えられました。

今回、めまい感を横に流される感じ、回転感、ふわふわ感、その他に分類しました。めまい感の明確な分類は困難で、今後は厳密には回転感と流れる感じの間でVASスケールなどを用いて数値化したほうが良いと考えました。

◆

今回の検討では、温度刺激検査による回転感の誘発に「抑うつの関与を示唆する結果」が得られました。荻野らは、めまい患者に対して行った温度刺激検査によるめまい感とCMIの関係を調べ、CMIのⅠ・Ⅱ型では9・2%が回転感を自覚するにすぎなかったが、Ⅲ・Ⅳ型では25%が回転感を訴えるという結果を得て、神経症傾向にある患者が弱い眼振に対してもめまいを自覚しやすいとしています。

また、めまいに対する抗うつ薬の有効性が多く報告されています。めまいとうつとの関係について荻野は、めまいが長期化することでうつ状態になりやすく、うつ状態があるとめまいが長期化しやすいと述べています。このように、めまい患者とうつには深い関係があることは良く知られています。今回の正常人を対象とした検討でも、抑うつスコアが高い場合に回転感を自覚しやすい傾向にありました。このことから患者さんに抑うつ傾向がある場合は、回転感を主訴としためまいを発症しやすいのではないかと考えられました。

◆

回転感とODとの関係については、めまい患者を対象とした検討において安村らは、ODなど自律神経失調にみられる自律神経系の不安定さが温度刺激時の前庭自律神経反射の過敏性に影響している可能性を示唆しています。今回の検討であらわれた回転感も、ODによる前庭自律神経反射への影響が関与したかもしれません。動揺病のある人は、ない人と比べて温度刺激検査にて眼振反応が亢進《こうしん》することが報告されていて、末梢前庭の過敏性は前庭自律神経反射にも影響していることが予測されています。

　今回の検討の結果、回転感を訴えるめまいに対しては、通常の平衡機能検査だけでなく、うつ傾向、ODについての精査、加療が必要と考えました。ただし今回の対象年齢は20～30代で、年齢や性差の偏りがあります。これは今後の検討課題としなければなりません。

Chapter 4　自律神経系とめまい

⑨ 通常のめまい治療で効果が得られないケース

めまい診療を行っていると、平衡機能検査を行っても異常ない、治療を行っても満足いく効果が得られない、ということがよくあります。このような症例の一部には、心理的因子や起立性調節障害（以下OD）が背景にある可能性があると報告されています。

めまいを訴える患者さんに対して、複数の心理テストとODの有無を同時に検討した報告はほとんどありません。

本報告では、めまいを訴える患者さんの心理的因子（自律神経失調、抑うつ、不安傾向）およびODの関与について検討しました。さらに、自律神経失調とODを合併しているめまい症例に自律神経調節剤を投与し、その効果について検討しました。治療効果のあった症例に対しては、その要因についてシェロングテストの結果に基づいて検討しました。

◆

2004年4月から翌年12月までにめまいを主訴に当科を受診し、平衡機能検査、心理テスト（自律神経失調状態、抑うつ状態、不安傾向）、ODについての問診を行った103症例（男性54例、女性49例、平均年齢56・0歳）を対象としました（**図1**）。疾患の内訳は、末梢前庭性

図1　めまい症例の年齢分布と男女比

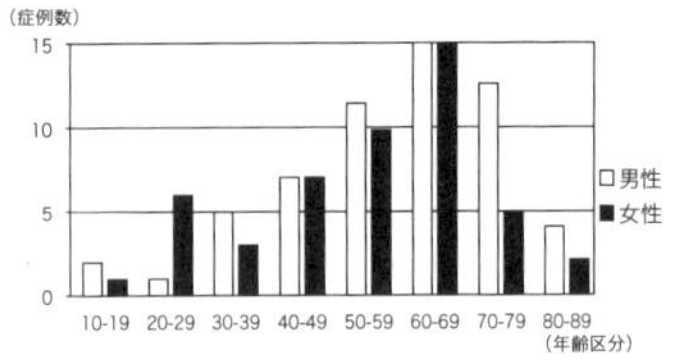

男女とも年齢分布は似通っており、60歳代にピークを認めた。

63例、中枢性21例、心因性5例、血圧異常4例、その他3例、原因不明7例でした。

平衡機能検査の詳細については、ここでは省略します。

◆ ①診断・心理検査・OD判定

めまいの診断は、日本めまい平衡医学会の『めまい診断基準化のための資料』を基準としました。良性発作性頭位めまい症（BPPV）は、眼振の誘発から診断した「確実例」と、眼振はなかったが問診と鑑別診断から診断した「疑い例」に群分けしました。メニエール病様のめまい発作をくり返し、蝸牛《かぎゅう》症状を伴わない例は「前庭型メニエール病」としました。

心理検査は、阿部がCMIを参考にして選出した自律神経機能に関する質問紙（33問中8問以上の「はい」で自律神経失調状態）と、山際がSDSとSRQ−Dから選出した抑うつに関連する質問紙（24問中12問以上の「はい」で抑うつ状態）を使用しました。抑うつ状態については、日本語版SASの質問紙（20問）を使い、岡村らの報告を参考に40点以上を不安傾向としました。年齢と性別を今回のめまい症例と一致させた健常人群（n＝12）では、自律神経失調状態と抑うつ状態は0%、不安傾向は8・3%でした。

ODについては、大国らの診断基準から大症状5問、小症状6問について問診を行い、大症状1問かつ小症状3問、または大症状2問かつ小症状1問、または大症状3問以上に「はい」と答えた場合を問診上のOD陽性としました。

健常人群のOD陽性率は16・7%でした。

起立試験の項目はシェロングテストの診断基準を使用しました（脈圧狭小16㎜Hg以上、収縮期血圧の低下が21㎜Hg以上、脈拍数増加が1分間21回以上のいずれかを満たす場合を陽性）。

②自律神経調整剤の効果判定

自律神経失調状態と問診上ODを伴うめまい症例40例のうち緑内障や前立腺肥大がある症例、BPPV確実例を除外し、平衡機能検査時にめまいが持続していた15症例に対してトフィソパムを投与し（50㎎錠を1回1錠、1日3回毎食後服用）、その有効性の評価を行いました。

薬剤投与2週間後に、投与前のめまい感の訴えがまったくなくなった場合を「著明改善」、症めまい感の軽減がみられた場合を「改善」、症状に変化がなかった場合を「無効」とし、「著明改善」と「改善」をあわせて有効としました。

対照群としたのは、BPPV確実例以外で、めまいが持続しているが緑内障や前立腺肥大の合併症があるためトフィソパムを投与せず経過をみていた11症例です。

◆

「めまい症例への各種心理テストの検討」は**図2**、「心理テストの結果ごとのOD陽性率」は**図3**、「各疾患群における自律神経失調状態＋問診上ODの症例の検討」については**表1**、「自律神経失調状態＋問診上ODを伴うめまい症例に対するトフィソパムの効果」は**図4**、「シェロングテストによるトフィソパムの有効性の検討」は**図5**に、それぞれ示しました。

◆

めまいがあるのに検査をしても異常なし、検査で異常が認められても治療は効果なし。このような問題を検討するために、われわれは心理的因子とODに着目しました。心理的因子とO

図4　自律神経失調状態+問診上 OD を伴うめまい症例に対するトフィソパムの効果

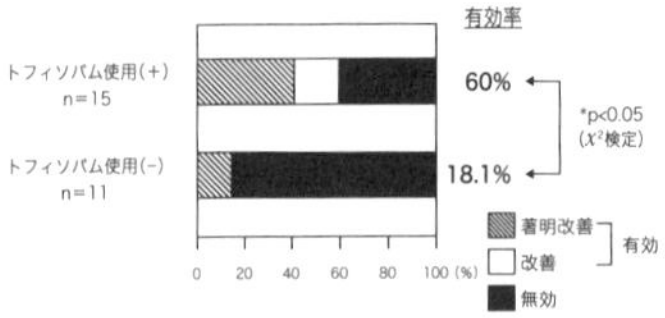

60%の有効率が得られた（著明改善 40%、改善 20%）。投与せず経過をみた対照群では有効率は 18.1%（著明改善 18.1%、改善 0%）。有意に高い有効率を認めた（p<0.05）。

図5　シェロングテストによるトフィソパムの有効性の検討

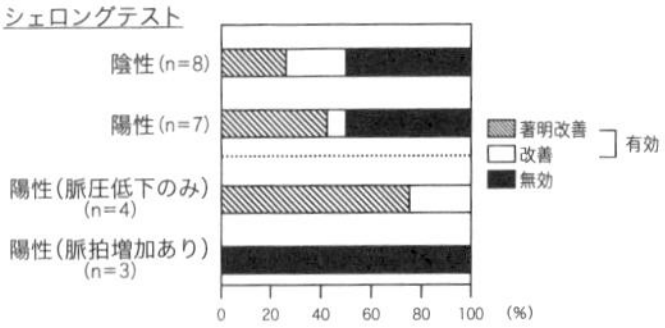

シェロングテスト陽性症例と陰性症例との間にトフィソパム有効性の違いはなかった。シェロングテスト陽性症例のなかで脈圧低下により陽性となった症例（n=4）では全例トフィソパムが有効だったのに対し、脈拍増加により陽性となった症例（n=3）では全例無効だった。

図2　めまい症例への各種心理テストの検討

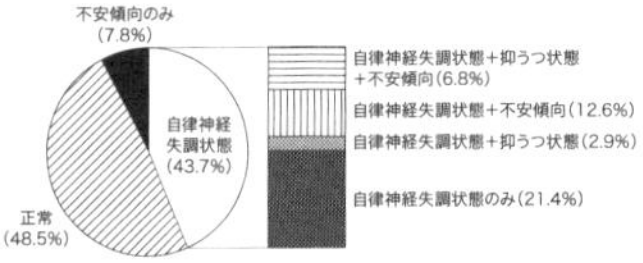

45 例（43.7%）が自律神経失調状態だった。内訳は抑うつ状態・不安傾向を合併せず自律神経失調状態のみ 22 例（全症例の 21.4%）、自律神経失調状態と抑うつ状態の合併 3 例（同 2.9%）、自律神経失調状態と不安傾向の合併 13 例（同 12.6%）、自律神経失調状態と抑うつ状態と不安傾向の合併 7 例（同 6.8%）。不安傾向のみは 8 例（同 7.8%）、50 例（同 48.5%）は正常だった。抑うつ状態のみ、不安傾向を合併しためまい症例がなかった。

図3　心理テストの結果ごとの OD 陽性率

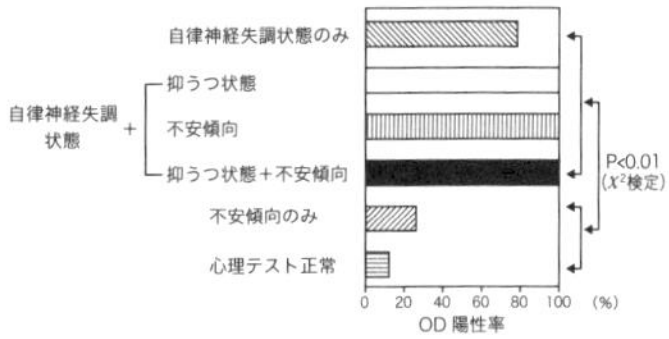

心理テストが正常なめまい患者の問診上 OD 陽性率は 8%、対して自律神経失調状態のみのめまい症例は 80%。ほかの精神症状と自律神経失調状態が合併しためまい症例は、いずれも問診上 OD 陽性率は 100%。自律神経失調状態のめまい症例は同状態でない症例と比較して有意に問診上 OD 陽性だった（P<0.01）。

表1　各疾患群における自律神経失調状態+問診上 OD の症例の検討

症例分類	症例数	自律神経失調+OD陽性めまい症例数の割合
末梢前庭性	62	37%
中枢性	21	28.6%
心因性	5	100%
血液異常	4	75%
その他	4	0%
原因不明	7	14.3%
合計	103	100%

さまざまなめまい疾患群のなかには自律神経失調状態かつ問診上の OD 陽性症例が比較的高い割合で存在していた。

Dのめまい症状への関与について調べ、これらを合併しためまい症例に対する自律神経調節剤の効果について検討しました。

心理テストの結果、めまい患者の43・7%に自律神経失調状態があり、その約半数で抑うつ傾向や不安傾向を合併していました。質問紙を用いた自律神経失調評価はこれまでの報告にないため比較はできませんが、今回の健常人への調査で自律神経失調状態は0%だったのに対し、めまい症例の患者さんは43・7%と有意に高い割合でした（p＜0・05）。

また、抑うつ状態のある症例はすべて自律神経失調状態を合併していて、不安傾向を合併している症例を含めると全めまい症例の9・7%を占めました。健常人で抑うつ状態だったのは0%で、今回の検討ではめまい患者と健常人との間に有意差はありませんでした。ほかの報告では、めまい患者で抑うつ状態である割合は約14〜38%とばらつきがありました。過去の疫学調査では全人口の20〜30%が抑うつ状態とされるので、めまい患者がとくに抑うつ状態にあるわけではないと思われます。

不安傾向については、めまいに自律神経失調状態や抑うつ傾向を合併したものを含めて27・2%でした。同じ質問紙を用いた報告では、不安傾向はめまい患者で37・8%、健康成人で8・6%とされ、当科とほぼ同程度でした。今回、健常人は0%なので、めまい患者は健康人より有意に不安を感じていることが多いことがわかりました（p＜0・05）。めまい患者はとくに不安になりやすいわけではない、という報告もあるので、めまいが先に起こりその不安がめまいをいっそう悪くする悪循環を引き起こしているものと考えられます。

◆心理テストで自律神経失調状態とされためま

い症例の問診上ＯＤ陽性率は95％で、心理テストが正常なめまい症例と比較して有意に問診上ＯＤ陽性でした。自律神経失調状態で問診上ＯＤ陽性でもある症例、当科で平衡機能検査を行ったためまい症例の38・8％を占めました。これは自律神経失調やＯＤによる末梢血管の反応性低下が起立時あるいは歩行時のめまい感を持続させている可能性を示しています。

自律神経失調状態とＯＤを合併しためまい症例が多く存在していたのは、当科が大学病院で症状が長期間続いている難治性めまい症例が多く、これに対して平衡機能検査を行っているためと考えられ、的確な数値といえます。

なお問診上のＯＤ陽性症例のシェロングテストの陽性率は44・9％で問診上ＯＤ陰性症例の同テスト陽性率は38・8％なので、問診上ＯＤ陽性ならシェロングテストも陽性というわけではない、ということがわかります。これはＯＤ問診の結果とシェロングテストの結果に解離があることを示しています。一方で、問診上ＯＤとシェロングテスト陽性であるＯＤとの間に異なる病態が存在している可能性もあります。これは今後検討していきたいと考えています。

平衡機能検査のみの診断で末梢前庭性あるいは中枢性と診断された症例中、前者で37％、後者で28・6％が自律神経失調状態で問診上ＯＤも陽性でした。平衡機能検査である程度の診断がつくとその治療に目を向けがちになりますが、その背景には今回注目した自律神経失調状態かつＯＤ陽性症例が比較的高い割合で存在していることがわかりました。この病態によって、中枢による前庭代償機転などによるめまい症状の改善が妨げられている可能性が推察されます。

◆

今回の検討の結果、平衡機能検査で末梢前庭性、中枢性、心因性めまいなどと診断された症例のなかに自律神経失調状態と問診上ＯＤを伴うめまい症例が存在していて、これによって症状が改善しない可能性が考えられました。

こうした症例に自律神経調整剤トフィソパムの有効性の検討を試みると、60％の有効率を認めました。ただしプラセボ対照群を使用していないため、トフィソパムの効果もプラセボ効果である可能性は否定できません。またシェロングテストの結果（脈圧低下を示した症例では有効、脈拍が上昇した症例では無効）のように、ある一定の状況で効果を示したのかもしれません。

今回は本薬剤投与前後でシェロングテストの変動を評価していませんが、トフィソパムを投与することでシェロングテストが陽性であった症例において、これを陰性化させ、めまい症状を軽快させるという報告があり、本薬剤は自律神経失調状態と問診上ＯＤを伴うめまい症例に有用となる可能性があります。

今回、通常の平衡機能検査だけでなく、さらに心理テストとＯＤ評価を行うことで自律神経失調状態やＯＤを伴う症例を検索できることがわかりました。本病態は当科で検査を行った全めまい症例の過半数近くを占めていることからも、これがめまい症状を長引かせている可能性が考えられます。今後のめまい診療では、この病態を改善させる必要があると考えました。

⑩ 原因不明のめまいと睡眠障害の関わり

耳鼻咽喉科診療所ではめまいで来院する患者さんに対して日常的に眼振検査や聴力検査を行いますが、検査をしても異常のみつからない原因不明の浮動性めまいにしばしば遭遇し、その診断と治療に苦慮することが少なくありません。めまいや平衡障害の背景には睡眠障害も関係している、とする近年の報告もあります。

そこで今回、耳鼻咽喉科診療所における簡易検査で原因不明だっためまい症例に対して、睡眠障害の関与を検討しました。

◆

2011年6月1日から同年10月31日までに浮動性めまいを主訴として当院を受診した症例のうち、神経学的所見、赤外線CCDカメラ下の眼振検査に異常がみられず、さらに純音聴力検査でも10dB以上の左右差がなく、低音障害(低音3周波数のいずれかの周波数レベルが30dB以上)も認めない77症例(男性27例、女性50例)を「原因不明のめまい症例」群として、検討の対象としました。対象群の平均年齢は54・8±18・9歳(男性53・7±18・3歳、女性55・3±19・2歳)です。対照群は、眼振所見と病歴から明らかな良性発作性頭位めまい症(BPPV)と診断できた51症例(男性20例、女性31

例）です。対照群の平均年齢は61・6±13・0歳（男性59・4±15・7歳、女性60・2±14・8歳）でした。

なお、対象期間中に当院を初診した全めまい症例の数は344例、うち疑い例と確実例を併せたBPPVが106例、その他の耳性めまい107例、血圧異常によるめまい29例、中枢性めまい19例、心因性めまい6例、貧血に伴うめまい1例、原因不明のめまい77例でした。

◆

さらに、対象群に対してESS（Epworth Sleepiness Scale）問診（図1）を行いました。同スコアは睡眠時無呼吸症候群（SAS）のなかで閉塞性睡眠無呼吸患者（OSAS）の無呼吸低呼吸と高い相関があるという報告があります。このESSスコアを睡眠障害の指標としました。また同スコアのカットオフ値を11点以上とすると、OSASに対する感度が72・0%、

図1　ESS（Epworth Sleepiness Scale）スコア

〈眠くなる状況〉

1. 座って読書しているとき
2. テレビを見ているとき
3. 公の場所で座って何もしないとき（たとえば劇場や会議）
4. 1時間続けて車に乗せてもらっているとき
5. 状況が許せば、午後横になって休息するとき
6. 座って誰かと話をしているとき
7. 昼食後（お酒を飲まずに）静かに座っているとき
8. 車中で、交通渋滞で2～3分止まっているとき

→

1点	2点	3点	4点
決して眠くならない	稀に（時に）眠くなる	左右の中間	眠くなることが多い

11点以上の場合、睡眠時無呼吸症候群の可能性が高いとされる。

特異度が70・0%となり、OSASのマススクリーニング法に用いられる可能性も報告されています。

また対象群に対して、起立性調節障害（OD）診断のためにシェロングテスト（起立試験）を行いました。シェロングテストは安静に寝ている状態で血圧と脈拍を測定し、その後10分間起立して血圧と脈拍の変動を調べます。判定は、収縮期血圧の21㎜Hg以上の低下、16㎜Hg以上の脈圧狭小、21回／分以上の脈拍増加のいずれかがある場合をOD陽性としました。さらに、ふらつきの原因を調べるために重心動揺計検査（開眼時と閉眼時、各30秒間）を行いました。Romberg《ロンベルグ》率については文献より1・3〜2・0を正常範囲とし、2・0より大きいものをRomberg陽性、1・3未満をRomberg陰性としました。

「めまい症例とESSスコア」については**図2**、「原因不明のめまい症例とOD」については**図3**、「原因不明のめまい症例のESSスコアと重心動揺計検査」については**図4**に、それぞれ示しました。

今回、神経学的検査、眼振検査、聴力検査で異常のないめまい症例に対する原因の検討を行いました。所見の乏しいめまい疾患としては、**表1**のような疾患があげられています。今回の検討では、原因不明のめまい症例は、原因が明らかなBPPV症例と比較して有意にESSスコアが高値でした。このため原因不明のめまい症例にはOSASを含めた睡眠障害が含まれているのではないかと考えました。

OSASとめまいの関連について、ODとの関係を検討しました（**図3**）。原因不明のめまい症例77例のうちOD陽性は48例（62・3%）

図4　原因不明のめまい症例の ESS スコアと重心動揺計検査

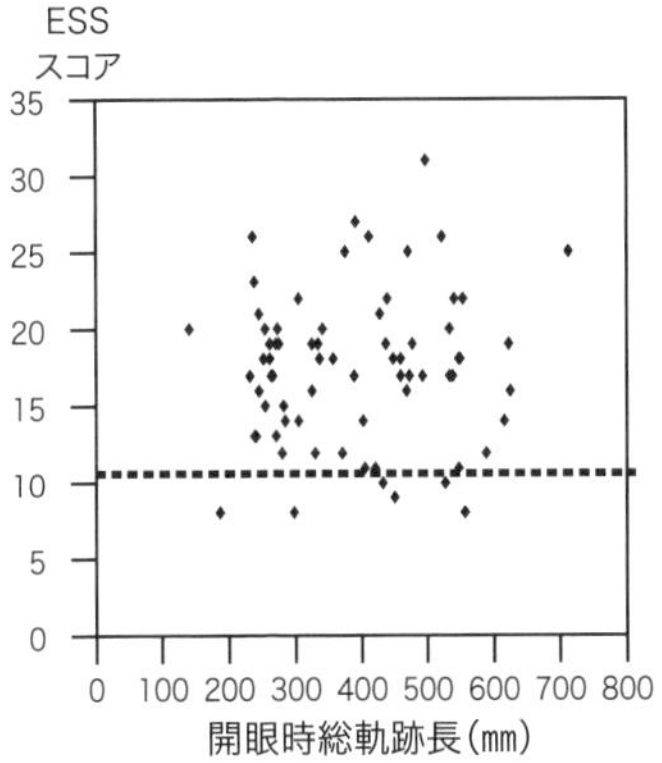

睡眠障害と静的体平衡障害との関係を調べるためにESS スコアと重心動揺計による開眼時総軌跡長との関係を検討したが、両者の間に相関（相関係数 0.04）はなかった。ただし ESS スコアが 11 点以上の症例が 77 例中 71 例（92.2%）を占めていた。

表1　所見の明らかなめまい疾患と所見に乏しい疾患

所見の明らかな疾患	所見に乏しい疾患
BPPV	心因性めまい
メニエール病	椎骨脳底動脈循環不全
めまいを伴う突発性難聴	頸性めまい
前庭神経炎	神経血管圧迫症候群
遅発性内リンパ水腫	頭痛に伴うめまい
内耳炎	原因不明（めまい症）など
ハント症候群	

図2　めまい症例とESSスコア

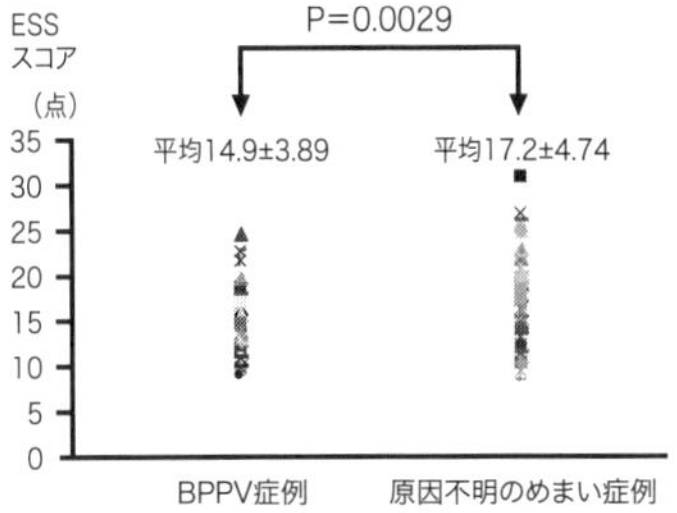

原因のはっきりとしているBPPV症例ではESSスコアは平均 14.9 点、原因不明のめまい症例では平均 17.2 点で、原因不明のめまい症例において有意差をもってESSスコアが高値だった（P=0.0029）。

図3　原因不明のめまい症例と OD

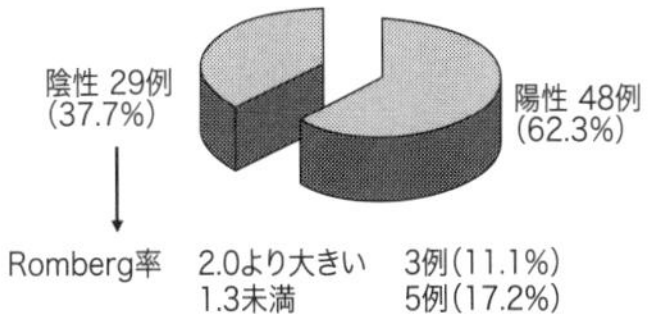

原因不明のめまい 77 症例のうち OD 陽性は 48 例（62.3%）と高値を占めていた。OD 陰性症例のなかでは、重心動揺計検査で総軌跡長の Romberg 率は 2.0 より大きい症例が 3 例（11.1%）、1.3 未満が 5 例（17.2%）だった。

と比較的高値を占めていました。陰性は29例（37・7%）でした。SASがODに関与する理由として、慢性的な睡眠障害が自律神経失調を起こし起立時の循環制御の調節不全につながることが知られています。また動脈硬化を促進させて循環器疾患を起こしやすいともいわれます。

Romberg率の正常範囲は1・3〜2・0と設定しました。原因不明のめまい症例のうちOD陰性は29例（37・7%）で、このうちRomberg率が正常な症例は21例（72・4%）を占めていました。一方、Romberg率が正常値より小さい症例は5例（17・3%）で、このうち閉眼での動揺が小さい例が1例、閉眼で動揺の増大する割合が正常者より小さな症例が4例でした。

Romberg率が正常範囲より低いということは、開眼での身体動揺が大きいということで、視覚を介した体平衡維持機能が低下していると考えられます。あるいは小脳半球障害の場合があると報告されています。このため正常値未満の場合、視覚経路や小脳半球などの中枢神経系の障害に、SASによる慢性の虚血が関与していたのではないかと推察しました。

Romberg率が正常範囲より大きい症例は3例（11・1%）でした。これらは脊髄後索障害や前庭障害の可能性が高いと報告されています。前者については、SASによる末梢神経への慢性的な酸素供給不足が原因ではないかと推察しました。後者についてはOSASにより椎《つい》骨《こつ》脳底動脈の血流低下が起こり、その影響で末梢前庭（迷路）機能の低下が起こった可能性を考えました。ただし、今回の検討では末梢神経の機能検査や温度眼振検査などの詳細な迷路機能検査を行っていないため、これらの因果関係を明確に考察することはできません。

Romberg率に異常をきたして浮動性めまいを生じさせる原因としては、OSASが心臓や脳ばかりではなく末梢組織の障害ももたらすことが考えられます。小脳や脊髄後索、前庭を支配する血管の大きさや走行には個体差があり、これらの部位に血液を供給する末梢血管に先行して障害が起こった症例に浮動性めまいが発症したものと推察しました。

◆

原因不明のめまい症例でのESSスコアと重心動揺計検査での総軌跡長の関係を検討しましたが、相関関係はありませんでした（図4）。しかし、原因不明のめまいのうちESSスコアが11点以上の症例が92・2％と高値を占めていました。人間ドックのESSスコアを検討した文献では、受診者のうち同スコアが11点以上の割合は3・5％にすぎなかったと報告されています。この報告と本検討とを比較すると、原因不明のめまい症例の原因には睡眠障害の要素が大きいと考えられました。

SASを含めた睡眠障害が原因不明のめまいを起こしていることを支持する報告では、経鼻的持続陽圧呼吸（CPAP）を用いて睡眠障害に対する治療を行うことがOD陽性のふらつきに有効である、としています。このことから、原因不明のめまいについては睡眠障害を念頭に置いて診療を行うべきと考えられます。

ESS問診は、耳鼻咽喉科診療所でも短時間で行えます。聴力検査や観察での眼振検査で異常がない所見に乏しい症例に対しては、起立試験や重心動揺計検査などを追加して行い、さらにESSを用いてSASの有無などを検討すべきであると考えます。

⑪ 耳鳴とふらつきの原因が肺ガンだったケース

小脳橋角部や内耳道の腫瘍《しゅよう》性病変のほとんどは良性腫瘍で、その80~90%は聴神経鞘《しょうしゅ》腫と報告されています。同部位の悪性腫瘍は1%という報告もあります。さらに、蝸牛《かぎゅう》や前庭の症状から発見される悪性腫瘍は臨床上まれです。

今回われわれは、耳鳴とふらつきを訴えて当科を受診し「原発性肺ガンの内耳道転移」と診断された症例を経験したので報告します。

◆

患者さんは30代後半の女性。200×年4月中旬から左耳鳴、左耳閉感、ふらつき感が起こり、近所の耳鼻咽喉科を受診しました。診断は「左感音難聴」で、ビタミンB_{12}、ATP製剤、血管拡張剤が処方されました。しかし症状は悪化して、5月中旬からは回転性めまいも自覚するようになり、同年5月18日に当科（熊本大学病院耳鼻咽喉科）を初診しました。

外耳道、鼓膜、鼻、咽頭《いんとう》、喉頭《こうとう》に異常はみられず、頸部《けいぶ》リンパ節の触診は行いませんでした。

純音聴力検査では、左高音急墜型の感音性難聴で、8kHzの閾値が95dBでした（**図1**）。DPOAEでは6kHzの反応が低下していました。

当科初診時からプレドニンの服用（30mgから漸減投与）を開始しましたが、同年6月1日の純音聴力検査で左低音域の聴力が20dB程度悪化、2kHzの閾値は105dB、4kHzと8kHzはスケールアウトとなりました（図2）。

鑑別すべき疾患として突発性難聴、メニエール病、聴神経腫瘍などを考え、6月5日MRIを行いました。すると頭蓋内に多発性の腫瘤《しゅりゅう》性病変を認め（図3）、同様のものを左内耳道内にも認めました（図4）。

この時点では明らかな眼振はありませんでしたが、ふらつきはさらに少しずつ悪化、6月11日の神経耳科学的検査（図5）では頭位および頭位変換眼振検査で右向きの水平性眼振を認めました。眼振検査の結果は、左内耳病変や中枢性疾患が考えられました。

温度刺激検査（暗室でフレンツェル眼鏡下に仰向けに寝てもらい頭部を30度前屈させた状態で施行、記録は電気眼振図（ENG）。温度刺激は20℃の水を5mℓ注入して20秒間刺激する少量注入法）の結果、半規管機能は患側にやや過剰な反応を認めましたが、両耳ともほぼ正常でした。また、右向きの視性抑制が障害されていました。

前庭誘発筋電位（cVEMP）検査では、左耳の反応が低下していました。重心動揺計検査では、開眼時でも著明な動揺を認めました（図6）。

悪性腫瘍の転移を考えてPET検査を施行したところ、右肺下葉と肺門部に異常集積を認めました。また内耳道付近にも悪性腫瘍の存在を認める結果がありました。このほか多発性骨転移、右副腎転移、右鎖骨上部リンパ節への転移を疑わせる所見も認めました（図7）。

胸部の精密検査を行うと、右肺S6に腫瘍性病変を認めました（図8）。これが原発巣と考えられたので、同年6月14日当院呼吸器内科にてCTガイド下による肺生検を行いました。結

図1　初診時の純音聴力検査

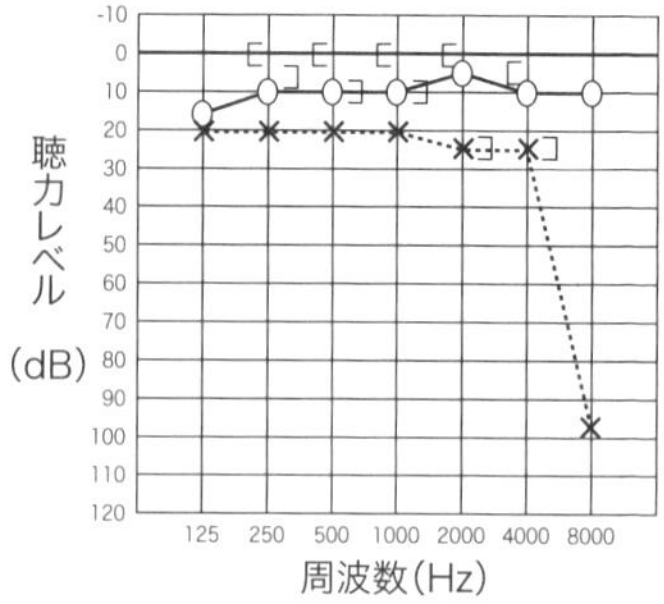

純音聴力検査（6 分法）では右 8.3dB、左 22.5dB、左高音急墜型の感音性難聴で 8kHz の閾値が 95dB だった。

図2　外来での聴力の経過

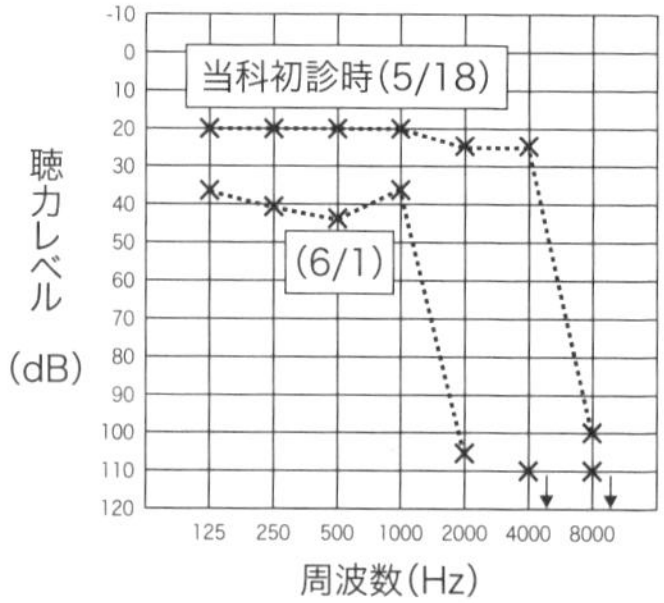

ステロイド投与後の純音聴力検査では、左低音域の聴力は 20dB 程度悪化し、2kHz の閾値は 105dB となった。4kHZ と 8kHz はスケールアウトとなった。

図3　頭部画像所見

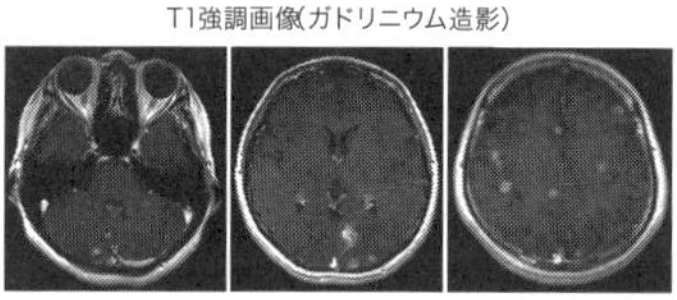

T1 強調画像（ガドリニウム造影）
頭蓋内に T1 強調画像でガドリニウムにて造影される多発した腫瘤性病変を認めた。

図4　側頭骨画像所見

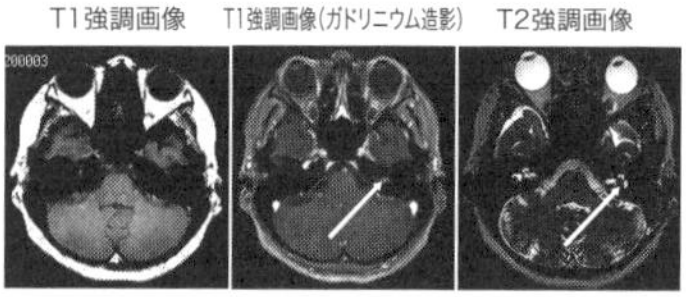

T1 強調画像／ T1 強調画像（ガドリニウム造影）／ T2 強調画像
左内耳道内には、T1、T2 強調画像にて低信号、T1 強調画像にて造影される腫瘤性病変（➡）を認めた。

図5　神経耳科学的所見

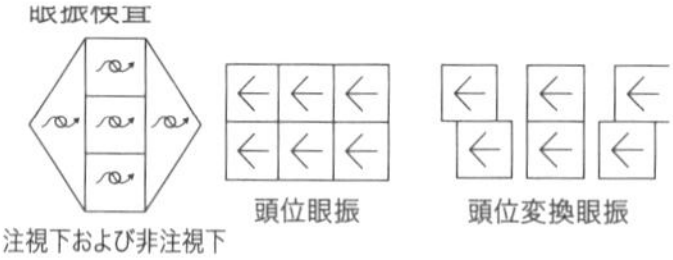

温度刺激検査

	最大緩徐相速度	視性抑制
右	32°/秒	75%
左	50°/秒	42%

前庭誘発筋電位検査

	P13(潜時)	N23(潜時)	振幅(p13~n23)
右	14.2mSec	25.2mSec	26μV
左	13.2mSec	24.9mSec	12μV

頭位および頭位変換眼振検査にて右向きの水平性眼振を認めた。温度刺激検査では半規管機能は正常であった。左の視性抑制が障害されていた。前庭誘発筋電位では左耳の反応が低下していた。

図8　胸部画像所見（左：X線胸部立位正面、右：胸部単純CT）

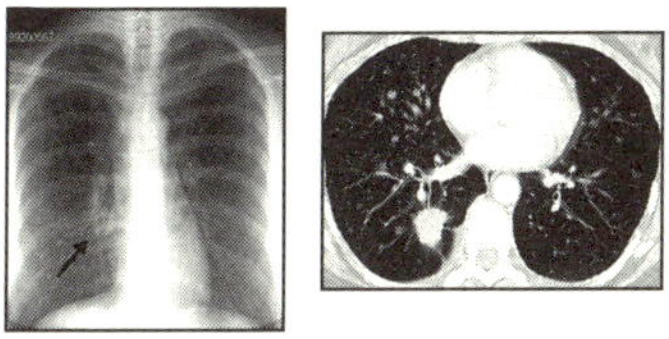

右肺S6に腫瘤性病変（➡）を認めた。そのほかに多発した小腫瘤性病変を認めた。

図9　治療前後の聴力の経過

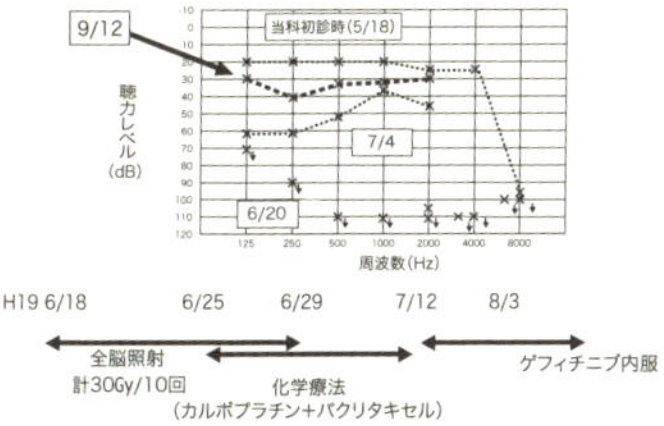

9月の聴力検査では中低音域においては右側との閾値差は20dB以内となるまで改善した。

図10　放射線化学療法後の画像所見

治療開始前　　治療開始後

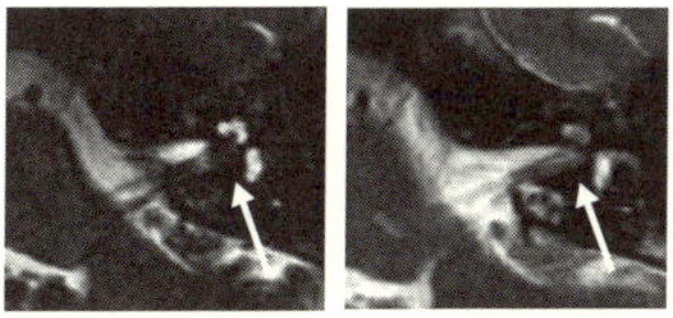

治療開始前と比較すると左内耳道内の病変は消失していた。

図6　重心動揺計検査所見

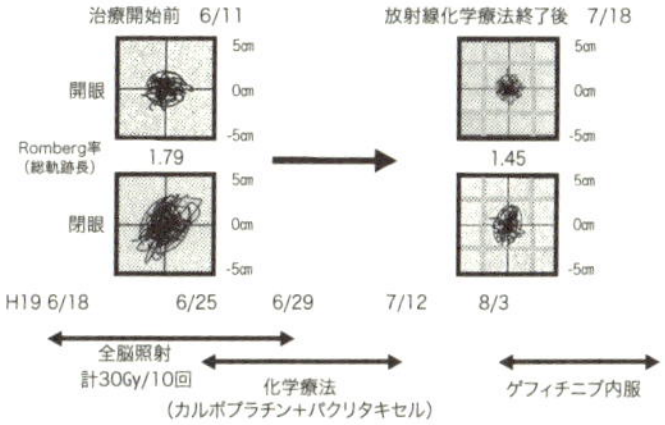

治療開始前後の体平衡の経過を示す。治療開始前には開眼時でも著明な動揺を認めた。放射線化学療法後には開閉眼時ともに体平衡は改善した。

図7　PET検査所見

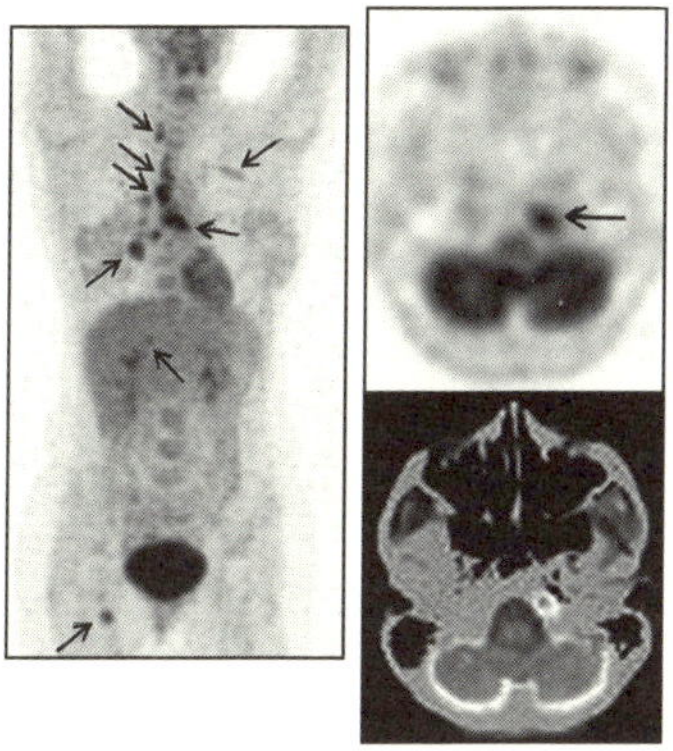

右肺下葉と肺門部に異常集積を認めた。また内耳道付近にも集積を認めた。そのほかに多発性骨転移、右副腎転移、右鎖骨上部リンパ節への転移を疑わせる所見を認めた。

表1　わが国における最近の内耳道転移例（1987〜2007）

報告年	原発巣	当該ガンの既往	組織型	聴力像	予後
1987	胃	不明	不明	不明	不明
1991	膵臓	なし	未分化腺ガン	一側聾 反対側高度難聴	42日で死亡
1991	腎盂	なし	移行上皮ガン	両側聾	3ヵ月で死亡
1993	膀胱	なし	移行上皮ガン	両側聾	3ヵ月で死亡
2000	胃	あり	腺ガン	両側聾	不明
2001	直腸	あり	不明	両側聾	不明
2001	前立腺	不明	不明	不明	不明
2002	胃	あり	不明	不明	不明
2005	胃	あり	低分化腺ガン	不明	2ヵ月で死亡
本報告	肺	なし	腺ガン	一側聾	7ヵ月（外来通院中）

果、原発巣の病理組織は低分化型腺ガンと判明し、原発性肺ガン（低分化型腺ガン）の内耳道転移による蝸牛・前庭症状と診断しました。

6月18日からカルボプラチンとパクリタキセル併用の全脳照射（計30Gy《グレイ》）を開始すると、聴力・体平衡とも徐々に改善しました（図6・9）。全身に紅斑があらわれたため化学療法は1コースのみで終了、7月22日退院しました。

7月25日のMRIでは、左内耳道内の病変は消失していました（図10）。7月30日から近所のクリニックで脳転移に対する定位放射線治療が行われ、同年9月の聴力検査では中低音域においては右側との閾値《いきち》差は20dB以内となるまで改善しました（図9）。

翌年4月で治療開始後10カ月となりますが、平衡障害はなく聴力も悪くなっていません。患者さんはガンを抱えた状態ですが、ゲフィチニブを内服して外来通院を続けています。

◆

今回、蝸牛・前庭の症状で耳鼻咽喉科を受診したが、症状の原因は肺ガンの内耳道転移だったという比較的まれな症例を報告しました。

内耳道を含めた側頭骨転移の症例報告としては、1902年から1994年までの文献から141例をまとめた報告があります（Michaelら、1999年）。原発巣としては乳ガンが35例と最も多く、以下肺ガン16例、腎細胞ガン13

例、胃ガン9例、前立腺ガンと気管支ガンが各8例、甲状腺ガン6例などでした。

また、側頭骨転移のうち内耳道内転移を認めるのは約15・6%と報告されています。医学中央雑誌から内耳道転移症例だけを検索すると、1987年以降は9件の報告がありました（表1）。原発巣としては胃ガン4例、膵《すい》臓ガン、前立腺ガン、直腸ガン、腎《じん》盂《う》ガン、膀胱ガンがそれぞれ1例でした。

今回報告したように、蝸牛・前庭症状で耳鼻咽喉科を受診して原発の肺ガンが判明した症例は欧米では報告がありますが、わが国では初めてで、まれな症例と考えられます。しかし原発巣の治療後あるいは経過観察中に内耳道転移がわかった症例の報告は日本にも9例中4例あり、蝸牛・前庭症状を主訴に受診した患者に対しても悪性疾患の既往歴を聴取することは必要と考えられます。

Jungらは、悪性腫瘍の既往のある249症例の側頭骨を調べ、このうち60例に転移があったと報告しています。

今後、治療方法が進歩することによって悪性腫瘍患者の延命効果は向上すると考えられ、内耳道を含めた側頭骨転移症例は増加してくるものと予測されます。

Moffatらは、聴神経腫瘍とそれ以外の小脳橋角部腫瘍の症状を比較しています。難聴は前者で98%、後者で78%、耳鳴は前者で86%、後者で37%、平衡障害は前者で78%、後者で52%、顔面神経麻痺が前者で40%、後者が22%、頭痛が前者で18%、後者で40%と報告しています。また内耳道、小脳橋角部への転移の場合は顔面神経、聴神経、三叉神経の症状が急激に進行するという報告がある一方、一側性の内耳道転移の場合は約30%の症例が無症状であるとの報告もあります。

本症例は耳鳴とふらつきを主訴として受診したため、初診時から突発性難聴に準じた治療を行いました。聴神経腫瘍では、ステロイド投与により聴力が改善する症例がしばしば報告されていますが、本症例はステロイド投与後もさらに聴力が増悪し、聾《ろう》となっていました。

蝸牛・前庭症状を主訴に受診した症例にも悪性腫瘍の可能性があることを常に念頭に置き、治療開始後も本症例のような経過をたどる場合は、悪性腫瘍の内耳道転移も鑑別診断にあげるべきと考えられます。

◆

内耳道転移症例の予後については、経過が判明している4症例に対しては脊髄腔内への抗ガン剤投与が1例、同治療に加え全脳照射を行った症例が1例ありました。残りの2例は全身状態が不良で治療ができない状態でした。この4例すべてが3カ月以内で死亡しています（表1）。

本症例は治療開始後から現在まで7カ月以上生存し、聴力も中低音域においては患側との閾値差は20 dB以内まで改善しています。これまで、内耳道転移症例において治療により聴力が改善したという報告はありません。

しかし本症例は、生命予後も聴力予後もきわめて悪いとされる内耳転移症例においても、放射線化学療法、定位放射線治療、外来化学療法などの集学的治療を行うことで治療効果を向上できる可能性があることを示唆していると考えられます。

⑫ めまいの発症要因はここまで多様化している

Wernicke《ウェルニッケ》脳症はビタミンB_1欠乏により発症する疾患で、主な症状は眼球運動障害、運動失調、意識障害の3つです。早期はめまいや複視を訴えることが多いとされます。発症の原因はアルコール中毒や妊娠悪阻が多く、ダイエットや飢餓による栄養障害を原因とする症例はあまり報告されていません。

今回われわれは偏食とダイエットによる栄養障害によって発症したWernicke脳症の一例を経験したので、神経耳科学的所見を中心に文献的考察を加えて報告します。◆

患者さんは30代前半の男性です。200×年4月ごろから引きこもりとなり、極端な偏食（スナック菓子やカップ麺ばかりで、米は茶碗1杯）状態となりました。同年10月初旬からダイエット目的で断食を行い、同月25日にふらつきと手足の筋力低下で近くの病院を受診、入院となりました。発症前106kg（身長172cm）あった体重は68kgに減少、意識レベルはJCS100～200と低下、四肢麻痺も認められました。

総合ビタミン製剤の点滴で翌日には意識レベルJCS10～20となり、10月28日には意識清明となりました。本人に入院前後の記憶はなく、入院後3～4日からの記憶は残っていました。

翌年1月中旬、装具を用いての歩行が可能となりました。同月27日、精密検査が必要と判断されて当院神経内科に入院、2月10日神経耳科学的検査のため当科が紹介されました。

本人の既往歴、家族歴はとくになく、生活習慣では飲酒・喫煙ともにありません。

意識は清明で脳神経も異常ありませんが、両脚がうまく動かず、温痛覚の低下もありました。小脳機能をみる指鼻試験（人指し指で自分の鼻と対象物を交互に触れる）では左手は拙劣で、両手のときは企図振戦《きとしんせん》（ふるえ）がみられました。左手に軽度の変換運動障害を認めました。深部腱反射は、両手足すべてで低下していました。また両脚に感覚低下がありました。

血液検査の結果は、ここでは省略します。

頭部ＭＲＩは異常なし、純音聴力検査は平均

図1　神経耳科学的所見

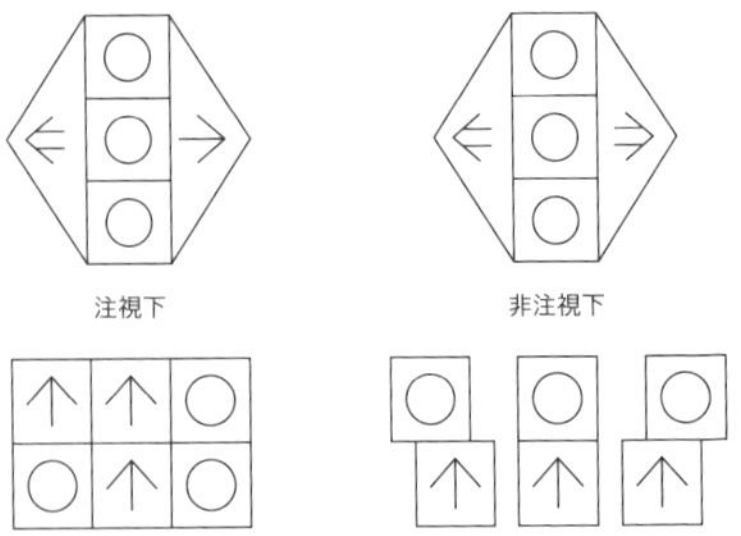

注視および非注視下に左右側方注視眼振を認めた。頭位および頭位変換眼振検査にて上眼瞼向き眼振を認めた。

気導聴力（4分法）右10・0dB、左15・0dBと年齢相応でした。語音弁別能検査は両耳とも40dBで100%、自記オージオメトリーは両耳ともJerger《イェルガー》Ⅰ型でした。

神経耳科学的所見は**図1**に、視標追跡検査と視運動性眼振検査は**図2**に、温度刺激検査は**図3**に、それぞれ示しました。

入院後は、神経伝導検査が行われました。軸

図2　電気眼振計記録（1）

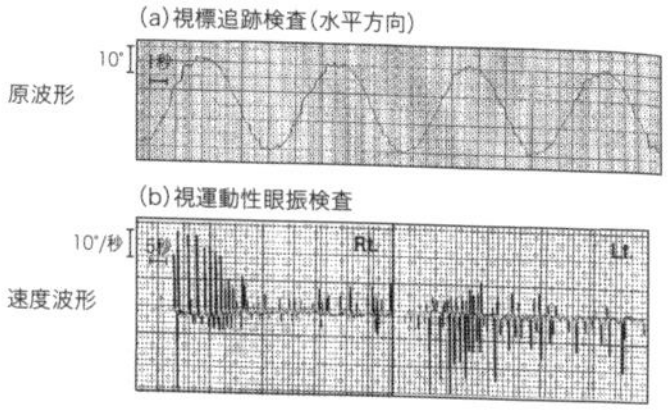

視標追跡検査（a）は、ほぼ正常だった。視運動性眼振検査（b）では左右方向とも眼振解発不良だった。

図3　電気眼振計記録（2）

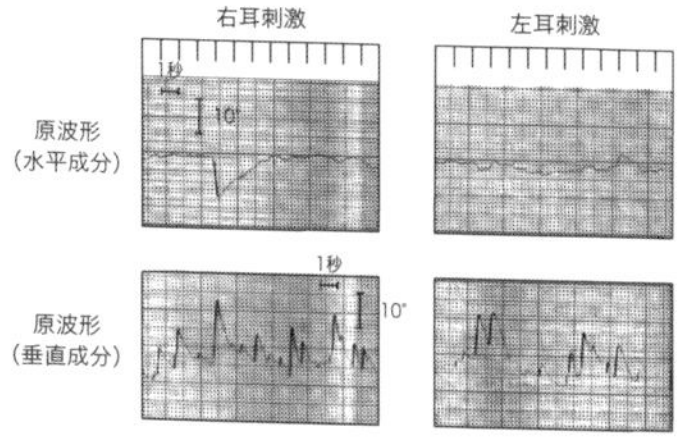

冷水（20℃、5mℓ）注入後、約100秒後の眼振図を示す。両耳とも水平成分は無反応であった。これに対し、冷水注入開始時になかった上眼瞼向き眼振が、両耳刺激時に誘発された 。

策障害型と判明し、末梢神経障害の原因はビタミンB1欠乏性ポリニューロパチーと考えられました。ビタミン剤の内服、リハビリを行っていくと、入院時はみられなかった右アキレス腱反射が陽性となり、神経障害は改善傾向に向かいました。その後、リハビリ目的で同年2月13日に転院となりました。

◆

本症例は偏食とダイエットをきっかけに眼球運動障害、失調性歩行、意識障害を発症しており、栄養障害後脳症としてのWernicke脳症と考えられました。

末梢神経障害については、ビタミンB1欠乏性多発神経炎と診断されました。血液検査で梅毒反応陽性で神経梅毒も考慮されましたが、髄液中の梅毒反応は陰性でした。

Wernicke脳症の原因としては大量飲酒、低栄養、妊娠悪阻《おそ》、ビタミンを含まない高カロリー輸液、胃切除後などが報告されています。
そもそもWernicke脳症が注目されるようになったのはビタミン無添加輸液でした。1991年の保険規約改定後は、少しでも口から食事が摂れる症例では輸液中にビタミンを加えることは控えられるようになりましたが、その後に本症例のような報告がふえたため、1994年よりビタミン投与の理由を明記すれば医師の判断で使用可能となりました。それからは輸液管理が原因と考えられるWernicke脳症の報告数は減少したと報告されています。

今回われわれは1985年から2005年までに国内で報告されたWernicke脳症76例の発症原因について、文献的考察を行いました。発症原因は、アルコール性、妊娠悪阻、低栄養、胃切除後、輸液（医原性）、栄養制限（ダイエット、断食などの自己判断）に分類しました。

1991年の規約改正後の本症の全報告数は80年代後半の8例から、90年代前半には14例と増加していました。1994年にビタミン剤使用可能となりますが、90年代後半は30例とかえって増加し、2000年代前半になって24例と減少へ転じています（図4）。

図4　わが国におけるWernicke脳症の報告例

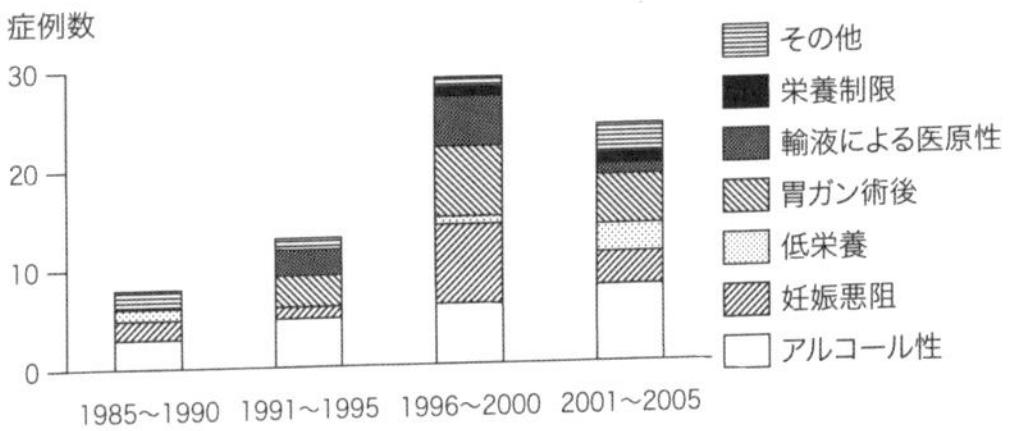

1985年以降本邦で報告されたWernicke脳症76例を、アルコール性、妊娠悪阻、低栄養、胃ガン術後、輸液による医原性、栄養制限に分類した。

◆

発症原因別では、まず輸液による医原性と思われる症例は90年代前半の3例から90年代後半には5例と増加しましたが、2000年代前半には1例と減少しました。ビタミン製剤点滴の必要性が徐々に認識されてきたものと考えられます。妊娠悪阻による症例も90年代前半から後半にかけて増加しましたが、2000年代前半には1例と減少しました。産科領域でも、本症の重要性が認識されたものと考えられます。アルコール性および胃切除後による症例は90年代前半、後半、2000年代前半ともに5例前後と報告されています。この2つの要因によるものは対応が難しいと考えられます。そのほか、時代背景によると考えられる生活苦からの飢餓による低栄養や、今回報告したような自発的な栄養制限による報告が90年代後半以降、散見されるようになってきます。またガンの化学療法中に発症した報告もあり、発症要因は多様化してきているといえます。

耳鼻咽喉科一般診療においても、患者の栄養状態、体重の変化、胃切除術の既往などの十分な病歴聴取が必要であると考えました。

◆

Wernicke 脳症はビタミンB_1の欠乏により発症する疾患です。ビタミンB_1は解糖系に必須の補酵素で、1日に1㎎、または1000㎉ごとに0・5㎎が最低必要とされており、摂取されなければ18日以内に枯渇するとされます。

本症を念頭に置かずにビタミン抜きの輸液を行うと、輸液中に含まれるグルコースが解糖される過程でビタミンB_1がさらに消費され、本症の発症を促進させると考えられます。

本症の治療はビタミンB_1あるいは複合ビタミン製剤100〜150㎎／日を数日間静脈注射することとされ、治療が遅れると後遺症が残るとされます。

本症例では前医にてすでにビタミン製剤が投与されており、ビタミンB_1値は正常でした。ただしビタミンB_1の利用障害によって本症をきたしている可能性もあるので、血中濃度のみでの診断は危険と考えられます。

◆

Wernicke脳症の臨床症状の出現率としては、眼球運動障害が96%、眼振は85%、外転障害は54%、共同注視麻痺は44%と報告されています（Victorら）。今回の症例は、ふらつきと手足の筋力低下がありました。めまいや複視は発症早期にあらわれて、病気の進行や治療への反応を反映しやすいとされます。めまいを主訴に受診した患者のなかに本症が原因となっている場合がありうることを耳鼻咽喉科医は常に念頭に置いておかなければならないと考えました。

◆

本症例の障害部位を考察しました。

神経耳科学的検査では、眼振検査で左右側方注視眼振を、頭位および頭位変換眼振検査で上眼瞼《がんけん》向き眼振を認めました。前者の原因は舌下神経前位核や内側前庭神経核の障害が推定されます。後者の原因としては、矢状面の前庭—動眼反射のアンバランスによる中枢性前庭眼振が考えられ、この症状を起こしている病巣としては橋中脳接合部の被蓋の障害による結合腕あるいは腹側被蓋の障害、あるいは橋延髄接合部の障害による舌下神経前位核の障害と推定されています。

温度刺激検査では、水平性眼振は起こらなかったのに対して、垂直半規管由来と考えられる上眼瞼向き眼振が起こりました。前庭神経核障害では3個の半規管の間に分離した障害が出現しうることが報告されています。今回、温度刺激検査中に現れた上眼瞼向き眼振は、前庭神経核の部分的な障害によるものと考えられました。そのほか、視運動性眼振検査では左右両方向とも眼振解発不良で、脳幹部の障害を示す所見が得られました。神経学的所見にて企図振戦および変換運動障害を認めたことから、小脳障害もきたしていたと考えられました。

◆

本症の早期診断にはＭＲＩが有用であるとされています。本症例のＭＲＩは発症から４カ月経過したあとで行われたため、明らかな異常所見はありませんでした。特徴的な異常所見としては、Ｔ２強調画像で両側性、対称性の高信号域です。視床、視床下部の第Ⅲ脳室周囲、乳頭体、中脳水道周囲、第Ⅳ脳室底、小脳正中部に異常を認めることが多いとされています。最近、Ｔ２強調画像では異常がなく、拡散強調画像のみで中脳被蓋部に高信号を呈した本症が報告されています。今後は拡散強調画像も加えて撮ることが必要と考えました。

◆

本症の報告数は減少傾向にありますが、発症要因は多様化しています。発症早期はめまいを訴えることが多く、また短期間の絶食で急激に発症することもあり、平衡障害、摂食、嚥下《えんげ》障害を扱う耳鼻咽喉科医としては十分に注意をすべき疾患であると考えられます。

⑬ 神経疾患が関与している場合のめまい診療

下眼瞼《がんけん》向き眼振（DBN）は約40％が特発性で原因不明とされていますが、DBNが前庭小脳の障害によって起こるという報告は多く、局在診断的意義も大きいとされています。

脊髄《せきずい》小脳変性症（SCD）とDBNの関係については、同眼振を認める50症例の検討の結果38症例が中枢性で、そのうち13症例が非遺伝性多系統萎縮症（MSA）型のSCDだったと報告されています。

またSCDのうち脊髄小脳変性症6型（SCA6）においては84％の症例に頭位変換時のDBNが起こったのに対してMSA症例では6・3％にしかみられず、DBNはSCA6に有意に多いと報告されています。

SCDによる小脳機能不全症状がしばしば末梢性めまいと類似するため、約25％の患者さんが耳鼻咽喉科を受診すると報告されています。耳鼻咽喉科医がSCDを適切に診断、治療することは、社会的な大きな責務と考えます。

今回われわれは、当院を受診した下眼瞼向き眼振17症例について検討を行いました。

◆

2008年8月から2015年4月までに浮動性めまい、回転性めまい、歩行時のふらつきを主訴に当院を初診した症例のうち、自発眼振検査、頭位・頭位変換眼振検査でDBNをあらわした17症例（男性11例・平均年齢66・5±7・7歳）、女性6例（平均年齢63・8±22・3歳）を対象としました。全症例の平均年齢は65・5±13・9歳でした。内訳は、良性発作性頭位めまい症（BPPV）4例、SCD3例、メニエール病2例、原因不明8例でした。BPPVの4症例については、表1に示しました。

表1　BPPVと診断した4症例

	初診時からの日数	DBP消失後のBPPVの分類	経過
症例1	11日後	右後半規管型BPPV	耳石置換法にて33日目に眼振消失
症例2	9日後	左水平（外側）半規管型BPPV（半規管結石症） ↓ クプラ結石症 ↓ 半規管結石症	耳石置換法にて9日目に眼振消失
症例3	4日後	右水平（外側）半規管型BPPV（半規管結石症）	耳石置換法にて3日目に眼振消失
症例4	14日後	右後半規管型BPPV	耳石置換法にて13日目に眼振消失

全例初診時DBNを認めていた。症例1は11日後に右後半規管型BPPVへ移行し、耳石置換法を行い、眼振は消失した。症例2は、経過を診ているうちに水平（外側）半規管型BPPV（クプラ結石症）へ移行し、これが半規管結石症へ移行した。耳石置換法を施行し、9日目に眼振が消失した。ほかの2症例も同様な経過をたどり耳石置換法にて眼振は消失した。

●DBNを呈したSCA6の症例

SCDは、表2のように分類されています。今回はMSA、皮質性小脳萎縮症（CCA）、SCA6がそれぞれ1例ずつありました（確定診断は神経内科専門医による）。以下、典型的だったSCA6の症例を示します。

患者さんは60代後半の男性で、主訴は回転性めまいでした。本人の既往歴は高血圧と痛風で、家族歴として7人兄弟のうち3人にふらつきなどのめまい症状が

表2　脊髄小脳変性症の病型診断

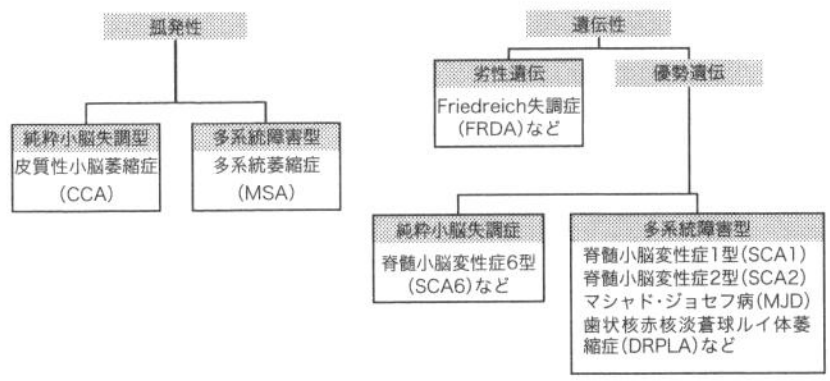

SCDは表のごとく分類されている。本報告ではMSA、CCD、SCA6をそれぞれ1例認めた。

ありました。

201×年5月に起立時の回転性めまいを自覚し、救急車で他院を受診しました。頭部CT、心電図に異常はなく、ジフェニドール、アデノシン3リン酸を処方されて帰宅しました。しかし歩行時のふらつき、回転性めまいが続くため2日後に当院を受診しました。

神経耳科学的所見と画像所見は図1に示します。自発眼振、頭位・頭位変換眼振検査ともにDBNが起こりました。視標追跡検査では失調性パターンを認めました。MRIではT2強調画像で小脳半球に軽度の萎縮がみられました。SCDが疑われたために前病院へ遺伝子診断を依頼、結果はSCA6　CACNA1A遺伝子においてCAGリピート数が健常人と比較して延長を認め、SCA6と確定診断されました。

●DBNを呈したメニエール病2症例（図2）

図1　神経耳科学的所見と画像所見

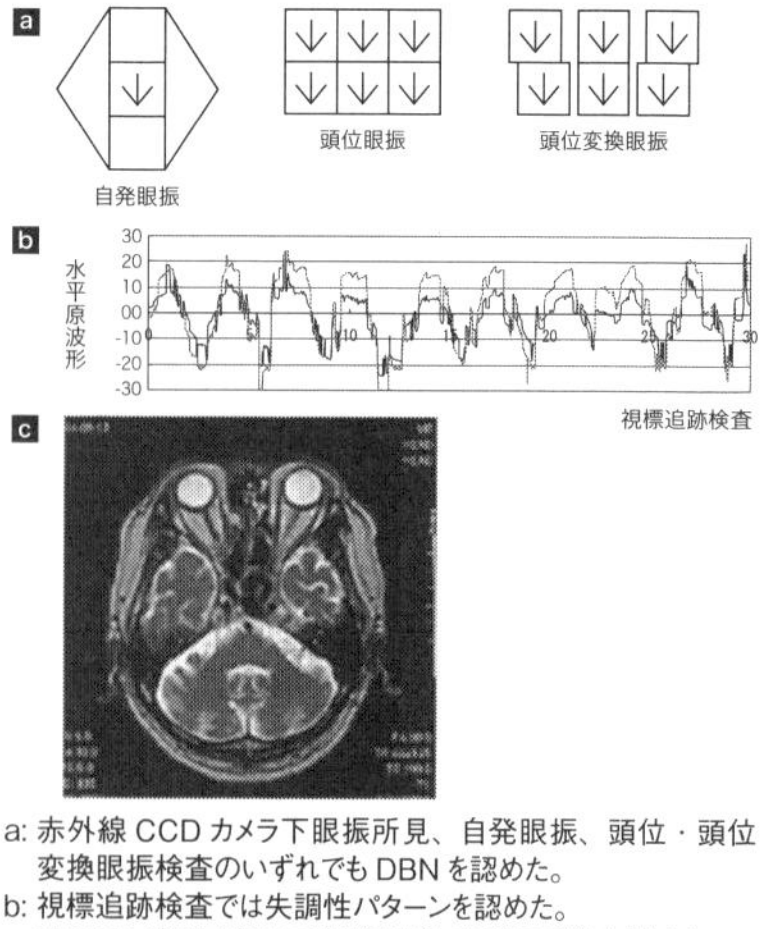

a: 赤外線CCDカメラ下眼振所見、自発眼振、頭位・頭位変換眼振検査のいずれでもDBNを認めた。
b: 視標追跡検査では失調性パターンを認めた。
c: MRI T2強調画像にて小脳半球に軽度の萎縮を認めた。

症例1の患者さんは、数カ月前から耳鳴、耳閉感とともに反復する回転性めまい発作を繰り返していました。頭位変換時の回転性めまい、耳鳴、耳閉塞感、吐き気を主訴に当院を受診し、DBNを認めました。純音聴力検査では両耳とも低音部に50dB程度の感音難聴がありました。

両側メニエール病として加療すると、回転性めまいは反復しながらも消失しました。難聴は

図2　メニエール病と診断した2症例

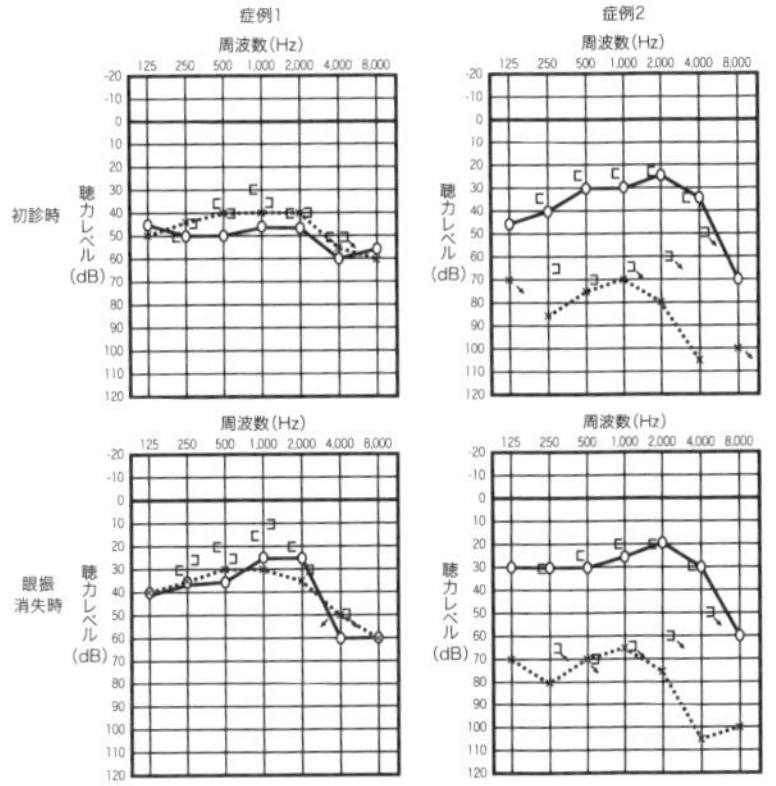

症例2に30年前に左突発性難聴の既往があり、聴力に左右差を認めていたが、2例とも両耳に変動がある低音障害型難聴を認めた。メニエール病としての加療を行ったところ、初診時から2〜3週間でDBN、めまい症状ともに消失した。

改善傾向にありましたが、強い耳鳴、DBNは続きました。14日目に眼振は消失し、低音部の聴力は両耳とも10dB程度改善していました。

症例2の患者さんは、30年前に左突発性難聴を経験していて左右の聴力に大きな差がありました。数年前から回転性めまい発作、左難聴の悪化、強い嘔吐の反復があって当院を受診しました。

DBNを認めて両側メニエール病として治療すると、めまい発作を繰り返しつつも初診から21日目にDBNは消失、両耳とも低音部の聴力は軽度改善していました。

この2例とも、両耳に変動がある低音障害型難聴を認めました。臨床経過、聴力像からメニエール病の診断基準に該当します。

◆

DBNは、前庭小脳の障害によって上前庭神経核の上行性ニューロンが脱抑制されることで起こるとされます。この原理から、SCDによるDBNを常に念頭に置く必要があります。

SCDによる小脳機能不全症状は、しばしば末梢性めまいと類似します。DBNについては、末梢前庭性の場合、両側前半規管の同時刺激による場合とされています(Ewald-Flourens の法則・P000**図1**)。末梢前庭性では両側前半規管型BPPVにて発症することが報告されています。またBPPV症例のうち約15%が両側BPPVであるという報告もあります（私の臨床研究ではごく少数でしたが）。

今回BPPVによるDBNと診断した4症例はいずれも前半規管型の眼振所見がなかったものの、両側性のBPPVは文献的にはまれなものではないと考えられます。今回の4症例は経過観察中に両側の前半規管に存在していた耳石が移動して一側性の水平（外側）半規管や後半規管に移行したものと推察しました。

両側メニエール病によるDBNの発症も報告されています。メニエール病で下眼瞼向き眼振が起こる原因として、内リンパ水腫が蝸牛《かぎゅう》、球形嚢《のう》、卵形嚢、半規管の順に多くみられます。このことから、球形嚢が一過性に内リンパ水腫の影響を受けたものと考えられます。球形嚢については球形嚢斑のどの部位を刺激しても上転あるいは上転に回旋の成分が加わるのみと報告されています。下眼瞼向き眼振は上転した眼球を補正するためのサッケードとしての可能性があると考えられます。

DBNを呈する症例に今回はSCDが3症例ありました。その主訴は、1例は回転性めまいで、残りの2例は歩行時のふらつき感でした。メニエール病と診断した症例では回転性めまいが2例でした。BPPV症例では起立時のふらつきが2例、歩行時のふらつきが1例、起立時の回転性めまいが1例でした。このように今回検討したDBNを呈する症例は、臨床症状だけでは中枢性、末梢性を判別することが困難で、眼振所見、聴力像を含めた臨床経過を綿密にみていくことが重要であると考えられました。

◆

原因不明だった8症例について症状から検討すると、頭位変換時の回転性めまいが3例、起立時の回転性めまいが2例、頭位変換時のふらつきが1例、歩行時のふらつきが2例でした。歩行時のふらつき以外の6症例については、1例が耳鳴と耳閉感が強かったが聴力検査で低音障害がなく、3回検査を繰り返しても変動はなかったので、原因不明のDBNとしました。ほかの5症例は2回目の受診時（全例14日以内）には眼振が消失しているので、症状からBPPVが自然軽快したBPPV疑い症例と推察しました。歩行時のふらつきを主訴とした2症例のうち1例は神経内科を紹介しましたが、受診されたかどうかも含めて追跡不明の状態です。もう1例は、視標追跡検査では失調性パターンで、SCDが疑わしかったものの1回しか受診がなく、詳しい検討ができない症例でした。

◆

下眼瞼向き眼振を認めた17人の患者さんのなかから、神経耳科学的検査を行うことで3人のSCDの患者さんを診断することができました。これまで難治性とされていた変性疾患であるSCDの治療は、失調症状に対しては甲状腺刺激ホルモン放出ホルモン誘導体（TRH誘導体）とガバペン®が有効と報告されています。また小脳半球刺激に反復性磁気刺激（rTMS）やFrenkel《フレンケル》体操などのリハビリテーションを行うことも有効とされています。さらに、SCDは重症の場合に特定疾患治療研究事業（難病の医療費助成）により障害手帳の交付を受けることができ、65歳以下でも介護保険の支給対象となります。

このようにSCDの治療は進歩しており、社会支援も進んでいます。早期に診断し、専門施設に加療を依頼することが耳鼻咽喉科医としての重要な責務となります。

⑭ 耳鼻咽喉科でもどうしたら腫瘍を見落とさないか

聴神経腫瘍《しゅよう》（以下AT）の患者さんは、その8割以上が蝸牛《かぎゅう》症状を主訴に医療機関を受診すると報告されています。このとき耳鼻科医がまず行う検査は、純音聴力検査です。

純音聴力検査で左右差のないAT症例が、近年の画像診断の進歩で報告されるようになりました。われわれも2003年4月から4年間で、同様のAT4症例を経験しました。本稿では、聴力検査にて左右差のない症例をみた場合に、どのようにすればATを見落とさないかについて、文献的考察を加えながら報告します。◆

2002から2006年の4年間に当科（熊本大学病院耳鼻咽喉科）で精密検査を行った37のAT症例（男性18例、女性19例）のうち、当科受診時に聴力に左右差を認めなかった4例を対象としました。

純音聴力検査において250Hzから8kHzまでの7周波数すべてで気導閾値の差が20dB以内の場合を「聴力の左右差なし」としました。

カロリックテスト（温度刺激検査）は、少量注入法（20℃の水を5mℓ注入、20秒間刺激）によって、最大緩徐《かんじょそう》相速度10度/秒未満の場合を「半規管麻痺（以下CP）」としました。

聴性脳幹反応検査（以下ABR）はⅤ波潜時左右差（以下IT5）で比較し0・3msec以上のときに、前庭頸筋反射についてはp13〜n23の振幅に2倍以上の差があるときに、それぞれ「左右差あり」としました。

●症例1　44歳・女性（主訴・耳閉感）

200×年6月、風邪をひいたあと右耳閉感が続いたので近くの耳鼻咽喉科を受診、通気を受けますが改善せず翌7月当科を受診しました。

聴力像は高音漸傾型（6分法）にて患側22・5dB、健側17・5dB）でした（図1a）。問診で患側の舌の感覚低下が明らかになったため電気味覚検査を行うと、患側鼓索神経領域に健側と比べて10dBの閾値《いきち》上昇を認めました。

眼振検査では、健側向きの麻痺性と思われる弱い眼振を認めました（図2）。カロリックテストでは患側がCP、語音聴力検査は患側の明瞭度が低下していました（表1）。側頭骨CTで内耳道拡大がありMRIを行うと3×2㎝大の腫瘍がみつかりました（図3a）。ABRではは90dBSPLのクリック刺激で患側Ⅴ波が消失しました（表1）。

聴力はほぼ左右差なく保たれていたため、患者さんの希望から経過観察としました。しかし徐々に患側顔面知覚低下があらわれ、5カ月目に急激な患側難聴が進行（6分法にて患側41・3dB）したため、同年11月脳外科で手術を行いました。

●症例2　26歳・女性（主訴：後頭痛）

200×年7月から後頭部の頭痛が起こり、近くの脳外科を受診、MRI検査で右ATを指摘され、当院脳外科を紹介、同月神経耳科学的検査のために当科を受診しました。

聴力は6分法で健側7・5dB、患側15・8dB（図1b）。MRIでは4×3㎝大の、小脳および脳幹部を圧迫する腫瘍を認めました（図3b）。

眼振検査では、非注視下にBruns《ブルンス》様眼振を認めました。また頭位・頭位変換眼振検査では、上眼瞼《がんけん》向き、斜行性眼振を認めました（図2）。

語音聴力検査および90dBSPLでのクリックに対するABR波形は、ともに左右差はありません。カロリックテストでは患側がCPでした（表1）。神経学的には患側角膜反射の低下を認めました（表2）。電気味覚検査は正常でした。

本人に手術の希望がなく経過観察されていましたが、少しずつ患側低音域の難聴が進み、ふらつきも起こってきたので2年後の6月、脳外科で手術が行われました。

●症例3　55歳・男性（主訴：回転性めまい）

199×年に回転性めまい発作で近くの耳鼻咽喉科を受診、内耳性めまいと診断され経過観察されていました。しかしふらつきが続いたので近くの脳外科を受診、MRI検査で腫瘍を指摘されました。10年後の11月、神経耳科的精査のために当科を受診されました。

聴力は6分法で健側11・3dB、患側10・0dBでした。聴力像はdip《ディップ》型で4kHzに軽度の閾値上昇を認めました（図1c）。MRI検査で3・5×3㎝大の一部嚢《のう》胞変性した腫瘍を認めました（図3c）。

明らかな眼振はありませんでした（図2）。

語音聴力検査および90dBSPLでのクリックに対するABR波形も、ともに左右差を認めませんでした。カロリックテストでは患側はCPでしたが、前庭誘発筋電位（cVEMP）検査では左右差はありませんでした（表1）。

他大学脳外科でのセカンドオピニオンを希望

され、以後受診はありません。

●症例4　42歳・男性（主訴：左難聴、左耳鳴、回転性めまい）

2００×年1月、左聴力の低下を自覚、翌日には左耳鳴や回転性めまいも伴いました。近くの耳鼻科を受診、左突発性難聴と診断され、ステロイドの内服治療が行われて聴力は治癒しました。しかし治療中に行ったMRI（**図3d**）で左ATが見つかり、当院脳外科が紹介されました。その後、神経耳科学的検査のために当科を受診しました。

聴力は6分法で健側11・7dB、患側14・2dBでした（**図1d**）。眼振所見は非注視下、頭位・頭位変換眼振検査にて右向き麻痺性眼振を認めました（**図2**）。カロリックテストは患側はCPでした（**表1**）。

同年4月、脳外科で手術を行いました。

◆

2００2～2００6年の4年間に当科を受診して精密検査を行ったATの37症例中4例が聴力に左右差のない症例でした。聴力検査に左右差がない症例をみたとき、いかにATを見落とさないかを今回の4症例から検討しました。

症例1は耳閉感が主訴でした。初診時の検査の異常は電気味覚検査のみでしたが、これが側頭骨CTを施行するきっかけとなりました。文献では耳閉感を主訴とするAT症例は5～10％程度、舌知覚低下などの三叉神経症状は約5％と報告されています。主訴から検討すると比較的まれなAT症例と考えられます。

症例2は、患側角膜反射が低下していました。また、Bruns 様眼振と上眼瞼向き、斜行性眼振を認めました。

神経学的所見およびフレンツェル眼鏡下の眼振所見に異常を認めた場合は、ATを疑って検査を進めなければいけません。

症例3は、回転性めまいで発症していました。Selesnickらは、AT症例において回転性めまいは19%の頻度でみられ、初発症状としての回転性めまいは7%にすぎない、としています。本症例は回転性めまいで発症したのち、浮動性めまいが約6年間続いていました。ATの前庭症状としては進行性のふらつきが典型的とされているので、本症例もATを鑑別疾患の一つとすべきであると考えました。

症例4は、他院で突発性難聴の加療中に行われたMRIで腫瘍を指摘されました。当科受診時にはすでに聴力が回復し、左右差が消失した状態でした。突発性難聴として治療を行われた

図1　純音聴力検査所見

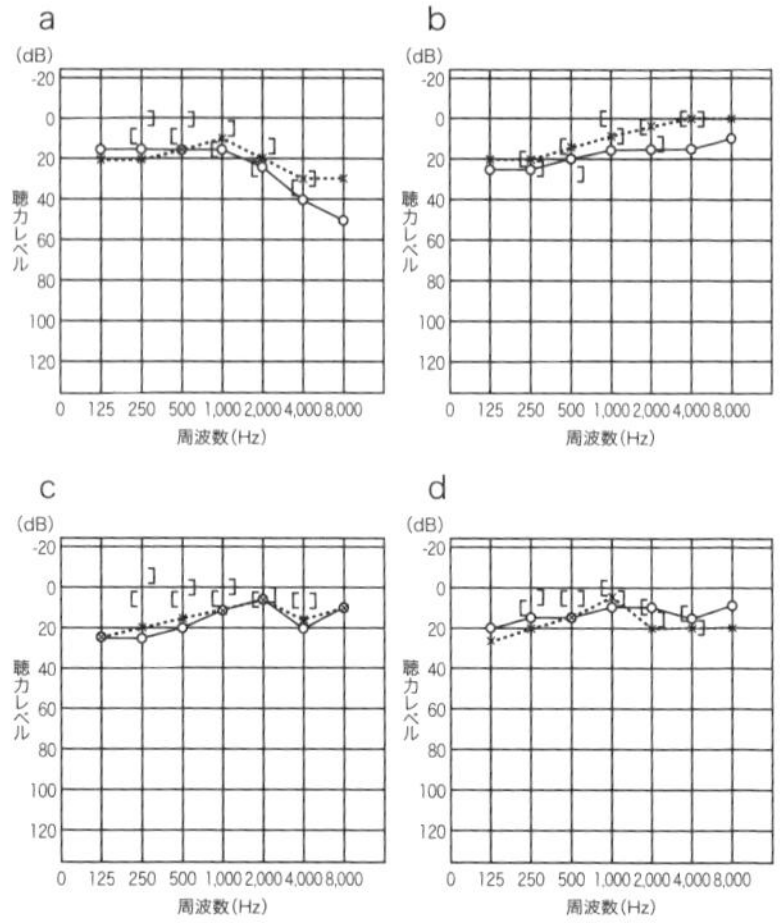

a:症例1、b:症例2、c:症例3、d:症例4の聴力検査所見を示す。

図2　眼振所見

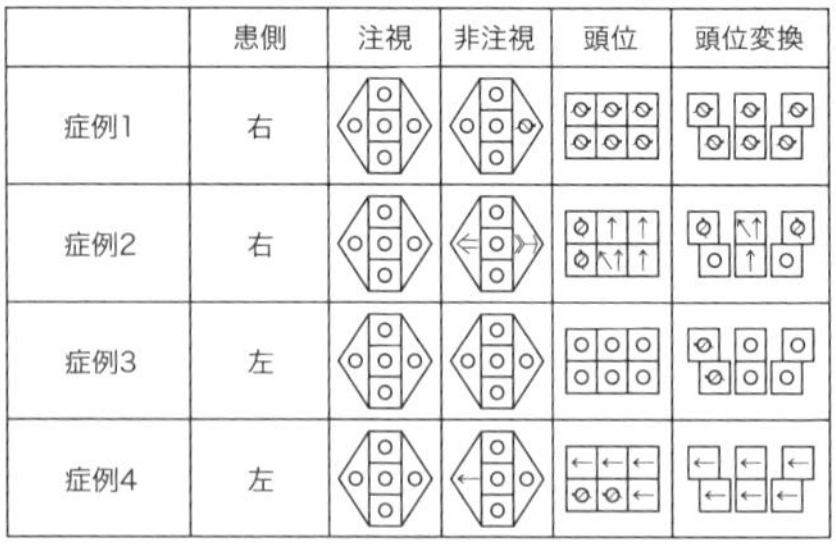

	患側	注視	非注視	頭位	頭位変換
症例1	右	[symbol diagram]	[symbol diagram]	[symbol diagram]	[symbol diagram]
症例2	右	[symbol diagram]	[symbol diagram]	[symbol diagram]	[symbol diagram]
症例3	左	[symbol diagram]	[symbol diagram]	[symbol diagram]	[symbol diagram]
症例4	左	[symbol diagram]	[symbol diagram]	[symbol diagram]	[symbol diagram]

症例ごとの注視下、非注視下、頭位・頭位変換眼振所見を示す。

症例のなかでATが含まれている割合は0・8～5・7％と報告されています。このように突発性難聴と診断・治療されて聴力が改善した症例についても、常にATを鑑別疾患ととらえ、MRIを行うべきと考えます。

◆

対象とした4症例はいずれも麻痺性眼振や上向性眼振などの眼振所見を認めていました（図2）。また全症例とも、カロリックテストにて患側CPでした（表1）。聴力正常の小脳橋角部腫瘍であっても40～70％の症例に難聴の自覚があったと報告されています。めまい、耳閉感などの蝸牛症状を主訴に受診した症例をみた場合、たとえ聴力検査で左右差を認めなくてもフレンツェル眼鏡下に眼振を観察し、眼振を認めた場合は半規管麻痺の有無を評価するためにカロリックテストを行うべきと考えます。

他施設における聴力に左右差のないAT症例についての検討では、MRI以外ではABRが診断に有用であったという報告があります。またカロリックテストについては5例中2例のみがCPで、いずれも3㎝を超える大きな腫瘍があったと報告されています。これに対して今回の検討では、語音弁別能検査、ABR、前庭誘発筋電位検

表1　神経耳科学的検査所見

	語音弁別能	ABR（IT 5 msec）	カロリックテスト	前庭誘発筋電位検査
症例1	健側：40dBにて90% 患側：60dBにて90%	患側： Ⅳ,Ⅴ波消失	患側：CP （20℃にて無反応）	未施行
症例2	健側：40dBにて85% 患側：40dBにて90%	左右差なし	患側：CP （氷水にて無反応）	左右差なし
症例3	健側：30dBにて90% 患側：40dBにて90%	左右差なし	患側：CP （20℃にて無反応）	左右差なし
症例4	未施行	未施行	患側：CP（4°/秒）	未施行

症例ごとの語音弁別能、ABR、カロリックテスト、前庭誘発筋電位検査を示す。

表2　症例のまとめ

	初発症状	受診経路	発症のきっかけ	神経学的所見	腫瘍径
症例1	耳閉感	耳鼻科（1か所）	舌の感覚低下	なし	3×2㎝
症例2	頭痛	脳外科（2か所）	MRI （脳外科）	患者角膜反射の低下	4×3㎝
症例3	めまい	耳鼻科（1か所） 脳外科（3か所）	MRI （脳外科）	なし	3.5×3㎝
症例4	突発性難聴様の症状	耳鼻科（2か所） 脳外科（1か所）	MRI （耳鼻科）	なし	1.4×0.8㎝ （内耳道限局）

査よりもカロリックテストがＡＴの診断に有用でした（**表1**）。これは、今回の４症例中３例が３㎝を超える大きな腫瘍だったためと考えられました。これまでに報告されているように、内耳道にとどまらないような大きな腫瘍があっても聴力に左右差がない場合が存在することを、常に念頭に置くべきと考えます。

図3　MRI所見

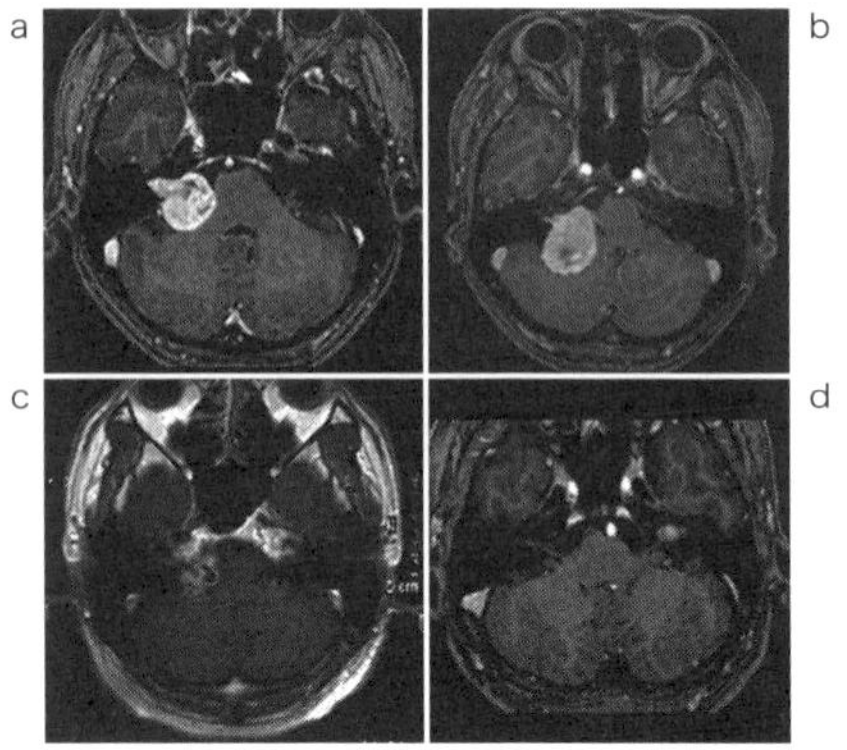

a：症例1、b：症例2、c：症例3、d：症例4の造影T1強調画像を示す。

今回の４症例のうち３例に耳鼻咽喉科受診歴がありました（**表2**）。ＡＴ症例の98％以上は耳鼻科を受診しているという報告もあります。見落としなく本症を診断することは、耳鼻咽喉科医の重要な役割であると考えられます。そのため**図４**のような手順でＡＴを見落とすことのないよう診察、検査を進めることが求められます。

図４　ATの診断手順

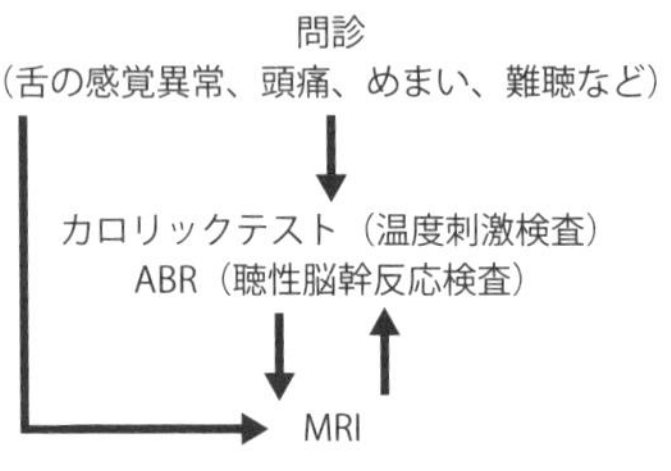

⑮ めまいが改善しない場合に腫瘍を念頭に置く

聴神経腫瘍《しゅよう》（以下ＡＴ）の経過中に前庭症状や蝸牛《かぎゅう》症状が起こる確率は30％程度とされます。また聴力が正常あるいは左右差がない場合に、腫瘍の診断に至る重要な症状はめまいとされています。

めまいを訴える症例では、常に聴神経腫瘍の可能性を念頭に置く必要があります。

今回、頭位変換時の回転性めまいと吐き気で発症、良性発作性頭位めまい症（ＢＰＰＶ）に類似した眼振所見を認めた比較的まれな聴神経腫瘍（ＡＴ）の一症例を経験したので報告します。

◆

60代後半の女性で、高血圧の内服治療中でした。２００×年3月下旬、起床時に回転性めまいと吐き気を自覚、救急病院で頭部ＣＴが行われましたが異常はありませんでした。点滴治療で症状は軽快しましたが、精密検査のため同日当院を受診しました。

初診時は神経学的所見に異常はなく、頭位変換時の回転性めまい以外に蝸牛症状などはありませんでした。

初診時眼振所見としては、座位から懸垂頭位になったときに上眼瞼《がんけん》向き成分と反時計回りの回旋成分の混じった眼振を認めました。また、懸垂頭位から座位になったときに時計回りの回旋性眼振を認めました（図1）。このことから右後半規管型BPPVを最も考えました。

純音聴力検査では、初診時8kHzのみ10dB以上の左右差を認め、その他の周波数では明らかな左右差はありませんでした（図2）。

図1　初診時眼振所見

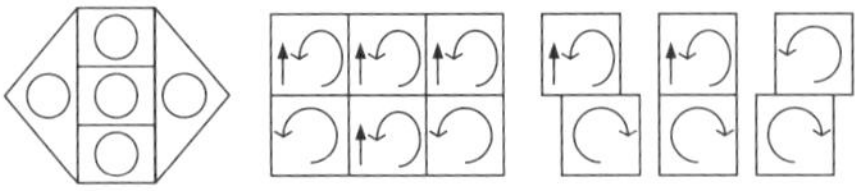

座位から懸垂頭位になったときに上眼瞼向き成分と反時計回りの回旋成分の混じった眼振を認めた。また懸垂頭位から座位になったときに時計回りの回旋性眼振を認めた。これより右後半規管型 BPPV を最も考えた。

眼振所見および純音聴力検査で明らかな左右差を認めなかったこと、また頭位変換時に回転性めまいを認めたことから、右後半規管型BPPVを考え、Epley《エプレイ》法を連日3回行いました。しかしBPPV様の眼振所見、頭位変換時の回転性めまいが続いたため、初診から4日目に聴性脳幹反応検査と平衡機能検査を行いました。聴性脳幹反応検査では、I～V波間潜時はむしろ健側（左側）に延長を認めました。神経耳科学的所見では、視標追跡検査が失調性でした。

また視運動性眼振検査（最大速度95度／秒、加速度4度／秒）では、右向きの最大緩徐相《かんじょそう》速度が40度／秒、左向きの最大緩徐相速度が76度／秒と眼振解発に左右差を認めました。

エアーカロリックテスト（15℃、60秒刺激）

図2　純音聴力検査

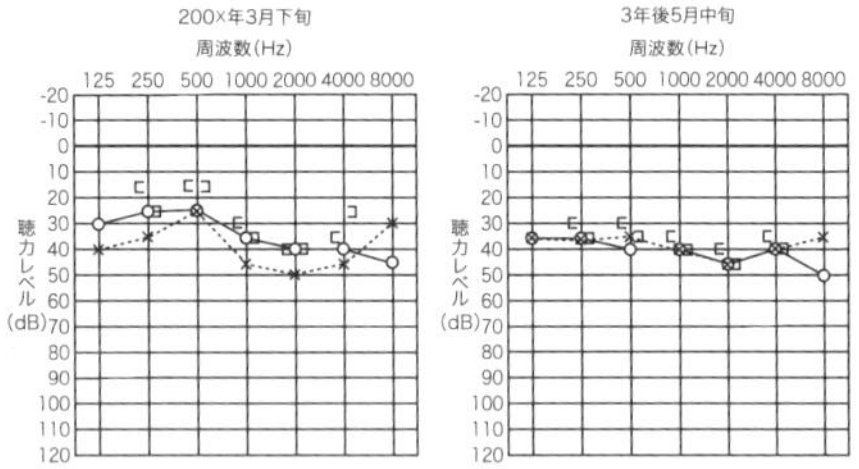

初診時8kHz のみ 10dB 以上の左右差を認めた。その他の周波数では明らかな左右差は認めなかった。

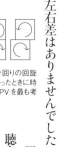

図3　神経耳科学的検査

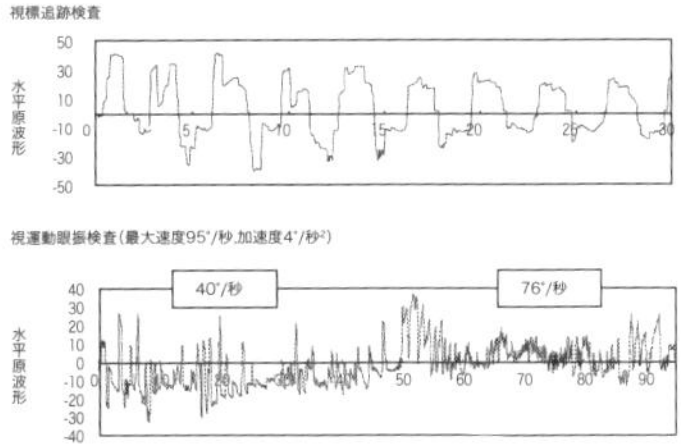

温度刺激検査（15℃エアー：60秒）

	最大緩徐相速度	眼振持続時間	視性抑制
右耳	23°/秒	240秒	65.2%
左耳	27°/秒	191秒	59.3%

視標追跡検査が失調性であった。また視運動性眼振検査（最大速度 95°／秒、加速度4°／秒）では、右向きの最大緩徐相速度が 40°／秒、左向きの最大緩徐相速度が 76°／秒と眼振解発に左右差を認めていた。エアーカロリックテスト（15℃、60 秒刺激）では、最大緩徐相速度が右耳刺激で 23°／秒、左耳刺激で 27°／秒であり明らかな左右差は認めなかった。視性抑制検査では右耳刺激にて 65.2%、左耳刺激にて 59.3%と、両耳とも正常だった。

図４　画像所見

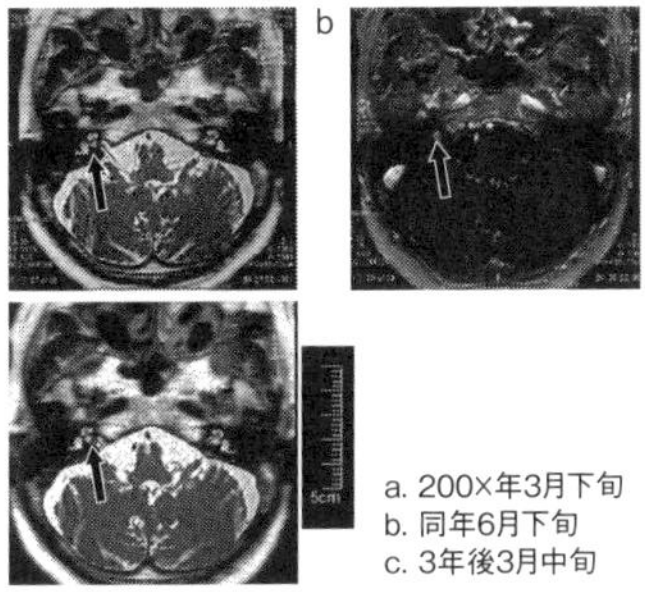

a. 200×年3月下旬
b. 同年6月下旬
c. 3年後3月中旬

MRIT2 強調画像にて右内耳道内に 5㎜大の低信号域を認めた。これにより右聴神経腫瘍と診断した。3か月後に造影 MRI を施行したが、増大傾向はなく、以後3年間経過をみているが腫瘍の大きさに変化はなく経過している。

では最大緩徐相速度が右耳刺激で23度／秒、左耳刺激で27度／秒で明らかな左右差は認めませんでした。視性抑制検査では、右耳刺激で65・2％、左耳刺激で59・3％と両耳とも正常でした（図3）。

以上のように耳石置換法にて難治性の頭位性めまいであったこと、視標追跡検査、視運動性眼振検査にて異常を認めたことから、中枢性病変の可能性を考え、初診から5日目に単純MRIを行いました。そしてT2強調画像にて右内耳道内に5㎜大の低信号域を認め、右聴神経腫瘍と診断しました。

3カ月後に造影MRIを行いましたが増大傾向はみられませんでした。以後3年間、経過をみていますが腫瘍の大きさに変化はありません。発症からあった眼振所見と頭位変換時の回転性めまいは少しずつ良くなり、8カ月後にはめまい感、眼振ともになくなりました。中枢による代償機転がはたらいたものと考えられました（図4）。

◆

いくつかの報告にもあるように、良性発作性頭位めまい症は疑い例を含めて、すべてのめまい症例の約50％と高い頻度で存在しています。このため本症例も実際には良性発作性頭位めまい症で、たまたま画像診断で聴神経腫瘍が発見された可能性も考えられます。

しかし視標追跡検査や視運動性眼振検査で異常所見がみられたことから、今回の症例は聴神経腫瘍によるめまい症状および眼振所見である可能性が高いと判断しました。小腫瘍ではありますが、この2つの検査に異常を示した原因を考察しました。

腫瘍がある上前庭神経には迷路動脈が分布しています。狭い内耳道内に見つかった5㎜大の腫瘍が同血管を圧迫して前下小脳動脈の循環が悪くなったために小脳や脳幹部に機能障害をきたし、視標追跡検査や視運動性眼振検査に異常所見を呈したものと推察しました。視標追跡検査で両方向とも障害されていたのは、加齢の影響も考慮すべきと考えました。

◆

聴神経腫瘍でありながら良性発作性頭位めまい症に類似した眼振がみられた原因について検討しました。

今回はcVEMPを施行していませんが、温度刺激検査（カロリックテスト）が正常だったことから、本症例の腫瘍は下前庭神経由来と考えられます。本神経は後半規管・球形嚢《のう》と連絡しているので腫瘍は本神経に圧迫刺激などを加えます。このため右後半規管型の良性発作性頭位めまい症を考えさせる眼振がみられたと推察しました。

◆

本症例は5㎜大と小腫瘍でしたが、視標追跡検査、視運動性眼振検査で異常がみられました。聴神経腫瘍を含めた中枢性めまいを鑑別するときに神経耳科学的検査は有用で、これらの検査で異常があった場合にはMRI検査を行うべきであることが示されました。

Dunniwayらは、BPPV様の症状があり諸検査ののちに頭蓋内腫瘍が判明した5症例（小脳橋角部髄膜腫2例、聴神経腫瘍、小脳橋角部脂肪腫、視床部神経膠腫各1例）を報告し、BPPVと診断した症例でも2回の耳石置換法で改善しない症例に対しては造影MRIを行うべき、としています。

今回の症例も3回の耳石置換法を行っても眼振、めまいともに改善しませんでした。一般にBPPVは耳石置換法で約85%は治癒するとされます。耳石置換法を繰り返しても改善しない場合には、ATを含めた中枢性病変を常に念頭に置いて、神経耳科学的検査、さらにMRIを行うべきと考えられます。

⑯ めまいに隠れていた中枢神経障害を伴う腫瘍

中枢性めまいの受診頻度は、一般の耳鼻咽喉科診療所と大学病院でばらつきが大きく、一方で生命に関わる可能性があり注意を要する疾患です（**図1**）。今回、当院にて末梢前庭性めまいの疑いから、画像診断、神経学的所見により小脳病変を認めたWaldenström《ワルデンストレーム》マクログロブリン血症の1例を経験したので報告します。

◆

患者さんは60代前半の女性で、主訴は浮動性めまい、吐き気、視力低下です。既往歴は血液疾患（バイアスピリンを内服中だが本人は疾患について詳細な説明は聞いていない）、家族歴

図1　当院でのめまい統計（547例）の分類
（2008年8月から平成2009年9月）

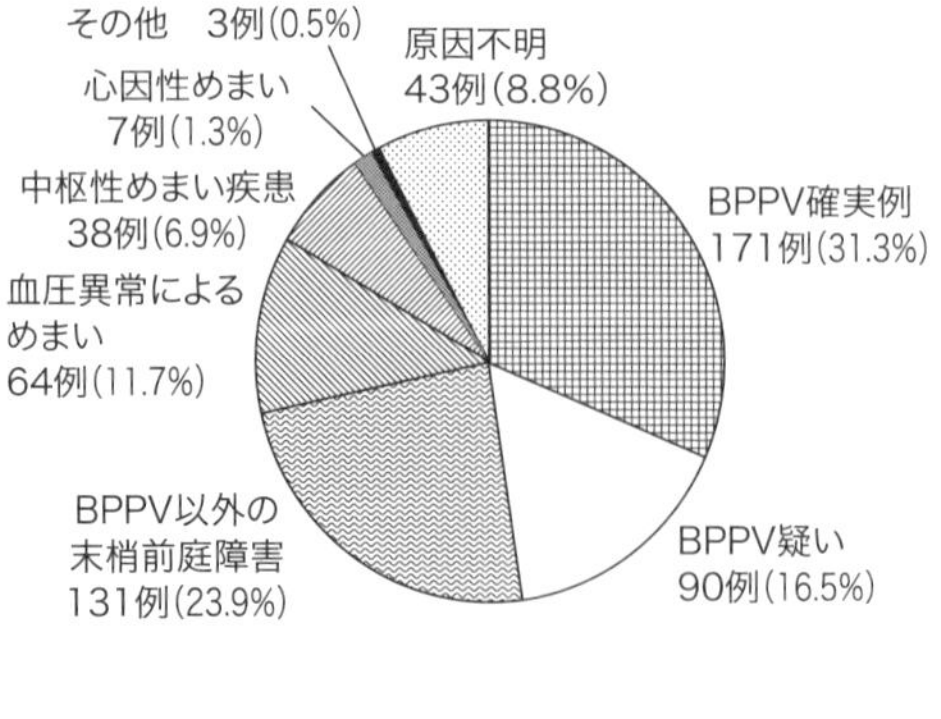

は母親に脳梗塞がありました。
始まりは201×年6月初旬でした。全身倦怠感が強く、めまいも少しずつ悪化したので、同年6月中旬に当院を受診しました。

①初診時の各検査所見

初診時のめまいによる日常生活障害度は84点と高値でした。

▼純音聴力検査所見　両側低音障害型感音難聴を認めました（図2）。6分法では右37・5 dB、左39・2 dBと明らかな左右差はありませんでした。

▼神経耳科学的検査所見　赤外線CCDカメラ下の眼振検査では自発眼振検査、頭位眼振検査、頭位変換眼振検査ともに左向き水平回旋混合性眼振を認めました（図3）。

▼神経学的所見　意識レベルは、名前は言えるが年齢は答えられず、軽度の見当識障害を認め

図2　純音聴力検査所見

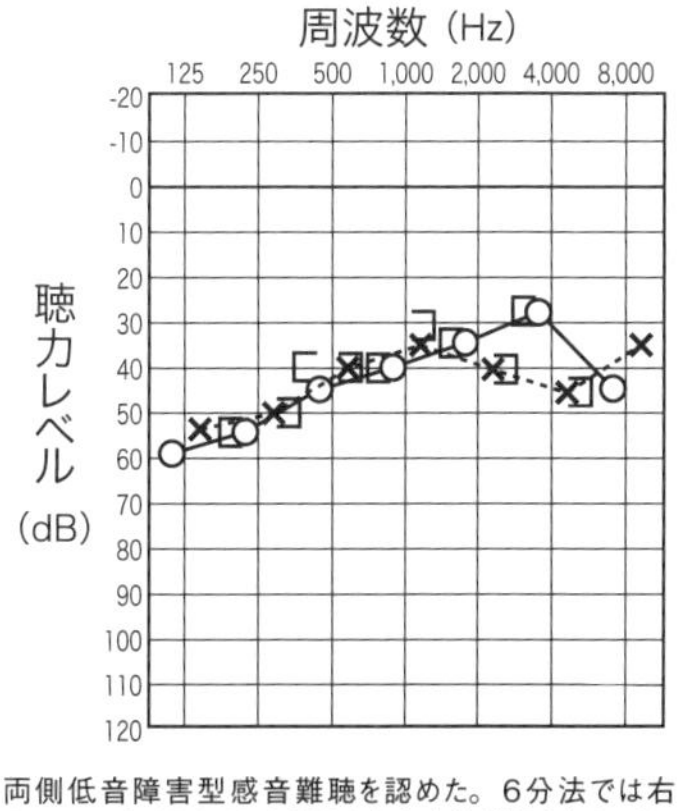

両側低音障害型感音難聴を認めた。6分法では右37.5dB, 左39.2dBで、明らかな左右差は認めなかった。

図3　神経耳科学的検査所見

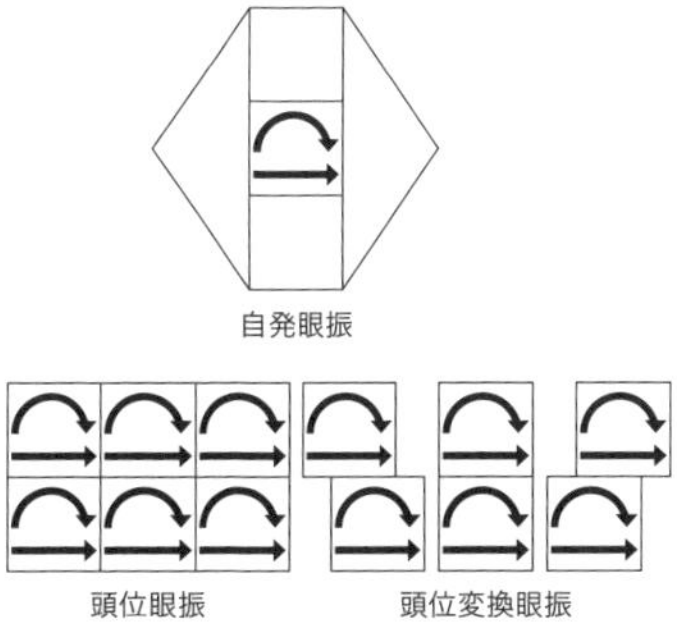

赤外線CCDカメラ下の眼振検査では、自発眼振検査、頭位眼振検査、頭位変換眼振検査ともに左向き水平回旋混合性眼振を認めた。

ました。四肢の麻痺《まひ》やしびれはありません。

▼視覚機能検査　視野障害、眼球運動障害はなかったが、上方視で複視を認めました。

▼小脳機能　右側の手足の動きは正常でしたが、指鼻試験（自分の鼻と対象を交互に指さす小脳機能の検査）では左がうまくいかず、左脚の膝踵《かかとひざ》検査（仰向けで一方の踵を反対側の膝から脛《すね》をすべらせ戻すことを繰り返す小脳機能の検査）も拙劣でした。

②治療経過

眼振所見、純音聴力検査所見から末梢前庭障害、とくにメニエール病の所発症状を考えましたが、神経学的所見から中枢性障害の可能性もありました。

浮動性めまいと吐き気が強いため、まず点滴治療を開始しました。続いて単純頭部ＣＴを行ったところ左小脳半球に３㎝大の低吸収域（黒く写る部分）を認めたので、救急病院へ緊急搬送しました（図４）。搬送先の病院で行われたＭＲＩではＴ１強調画像で頭部単純ＣＴと同部位に造影効果があり、さらにＴ２強調画像では高信号域（白く写る）であることから腫瘤《しゅりゅう》周囲に浮腫《ふしゅ》があることが考えられました（図５）。鑑定すべき疾患として、悪性リンパ腫、転移性脳腫瘍《しゅよう》、神経膠芽腫《こうがしゅ》が考えられました。

生検による確定診断を行うために熊本大学病院脳神経外科に紹介され、同院で小脳生検が行われました。その結果、ＩｇＭの単クローナ

図4　初診時頭部単純CT所見

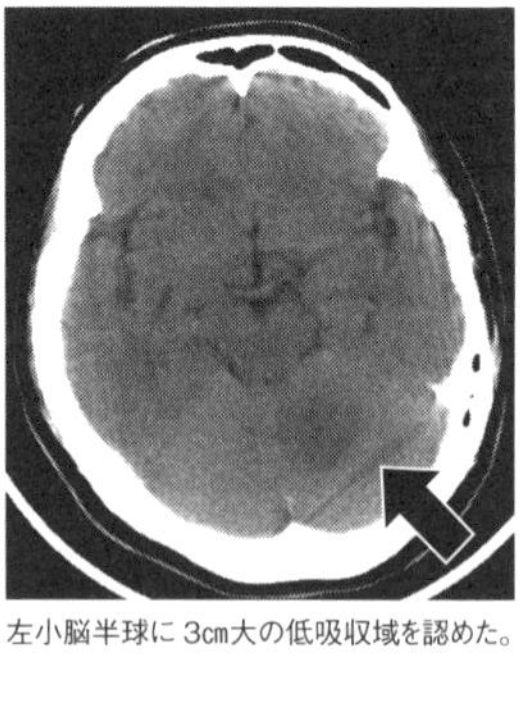

左小脳半球に3㎝大の低吸収域を認めた。

ルな産生と、骨髄《こつずい》への小リンパ球浸潤《しんじゅん》および形質細胞への分化傾向を特徴とするB細胞性リンパ増殖性疾患の病理組織所見が認められ、Waldenström マクログロブリン血症の小脳浸潤と診断されました。

さらに同病院の血液内科へ転科、血液検査でM蛋白血症と診断されました。

図5　頭部 MRI 所見

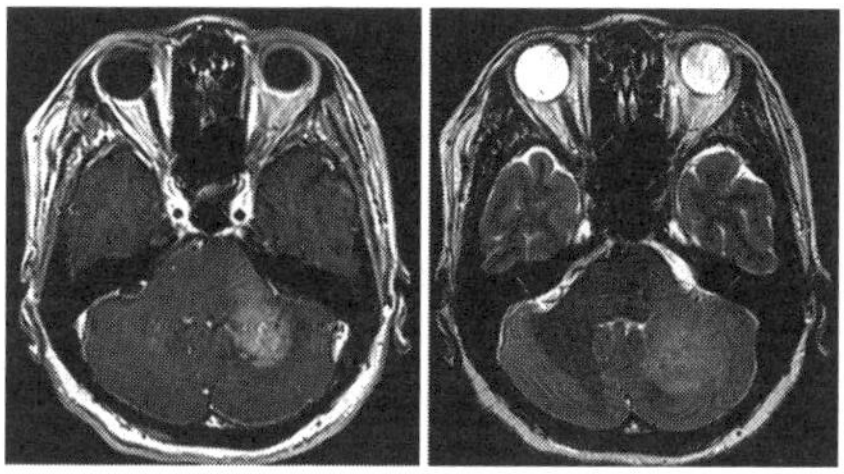

頭部単純 CT と同部位に T1 強調画像にて造影効果を認め、T2 強調画像にて高信号域を認めた。

このころ徐々に手足の先の痺《しび》れ感、脚の色素沈着が起こるようになりました。また腹部エコーで脾臓《ひぞう》腫大がみられました。さらにFT3、FT4の低下、TSHの上昇から、甲状腺機能低下が考えられました。以上からWaldenström マクログロブリン血症とPOEMS症候群の合併と診断され、サリドマイド（100㎎）による治療が行われました。

眼振所見は不明ですが、中枢神経障害によると考えられた強度のめまいが出現しています。また当院受診からあった視力低下もありました。このため最終的には、中枢神経障害を伴うWaldenström マクログロブリン血症であるBing-Neel《ビング・ニール》 症候群と Macroglobulinemia とPOEMS症候群の合併症と診断されました。

以後R—MPV（Rituximab-Methotrexate Procarbazine Vincristine）療法を5コース、全脳照射23・4Gy《グレイ》を行いました。その結果MR

図6　治療後の頭部単純CT所見

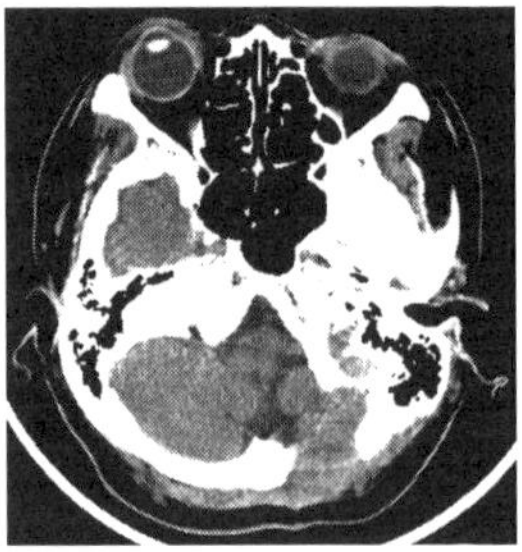

生検の跡はみえるものの腫瘍性病変は消失していた。

I上で「完全寛解」と判明したため、サリドマイドは中止となりました。

同年12月、転倒して頭部打撲で当院を再診しましたが、このときは眼振は消失していました。頭部CTを希望されたので行うと、生検の跡はみられるものの腫瘍性病変は消失していました（図6）。その後再発もなく、現在（当院初診から1年後の11月）も経過観察中です。

◆

Waldenström マクログロブリン血症は、B細胞性リンパ増殖性疾患です。IgMの産生、骨髄へのリンパ球浸潤、B細胞への分化傾向などが特徴です。今回の報告した症例のように中枢神経障害を伴うことはまれで、Bing-Neel 症候群と呼ばれます。わが国では、めまい以外に意識障害で発症した同症候群も報告されています。

米国での疫学的調査によると平均発症年齢は73歳、人口100万人あたり男性で5・4人、女性で2・7人とされています。

症状は、形質細胞が腫瘍性に増殖することによる血球減少、肝脾腫、リンパ節腫脹《しゅちょう》などです。視力障害（眼底網膜静脈ソーセージ様変化）や脳血管障害を起こす原因としては、5量体で分子量の大きいIgM蛋白が単クローンとして増加するために過粘稠《かねんちょう》症候群が起こり、赤血球が凝集しやすくなるためです。

Waldenström マクログロブリン血症による過粘稠症候群は頭痛、視覚障害、聴力障害、めまいなどさまざまな症状を引き起し、脳梗塞《のうこうそく》、心不全、腎不全の原因にもなります。聴力障害、めまいなどの症状は比較的多くみられ、10～20%の頻度と報告されています。

今回報告した症例の聴力像については、一部高音障害もみられますが、両側対称性の低音障害型感音性難聴がはっきり認められました。

左小脳半球に周囲に浮腫を伴う粗大な腫瘍があるために、半規管と卵形嚢《のう》からの排出管である前庭水管を通過する静脈で鬱滞《うったい》が起こり、内リンパ水腫が発症したものと推察しました。

さらに過粘稠症候群によって慢性的な蝸牛《かぎゅう》循環障害が起こり、メニエール病のような眼振や聴力パターンがみられたのではないかと考えました。

過粘稠症候群による眼振は、クプラと内リンパの比重の違いによって、頭位眼振が出現するという浮力仮説が報告されています。今回の症例でみられたのは定方向性眼振でした。頭位性めまいを主訴とした転移性小脳腫瘍の報告がありますが、今回の症例では定方向性眼振を呈していました。

つまり、前述の浮力仮説とは異なり、眼振発現の原因として左定方向性水平回旋混合性眼振である左優位の前庭障害による半規管障害の可能性を最も考えました。また眼振があらわれやすくなった要因としては、小脳に腫瘍が浸潤したために小脳の正常な眼振抑制機構がうまくはたらかなくなったためと考えました。

緊急性がない状態であれば、視性抑制検査を行うべきでした。

Chapter 7 トピックス

⑰ 214症例を対象とした「地震後めまい症候群」

2011年3月11日の東日本大震災のあとで、地震ではないのに揺れているようなめまい感が長い場合に3カ月程度も続く人が東北地方から東京にかけて存在していたことが報告されています。熊本でも2016年4月14・16日に最大震度7の地震が発生しました。この地震のあとわれわれは「地震後めまい」と考えられる症例を経験しています。めまいには自律神経失調、不安傾向、うつ状態などが合併しやすく、1999年の台湾地震後も住民に不安症状や頭痛を伴うめまいがあらわれました。早期の心理的介入が望まれると報告されています。

今回、地震後めまいの背景にある心理的因子と環境因子に着目して臨床的検討を行ったので報告します。

◆

本震3日後の2016年4月19日から5月14日までの約1カ月間に、めまいの経過観察中として当院を受診した180症例、および新患のめまい34症例の、計214例を対象としました。対象症例を3つに群分けしました。

①**地震後めまい増悪（+）群** 今回の地震後にめまいがさらに悪化し、受診予定日以前に

当院を再診した74症例（男性14名、女性60名）
②**地震後めまい発症群**　地震後に初めてめまいを感じた新患34症例（男性8名、女性26名）
③**地震後めまい増悪（－）群**　地震後にめまいが悪化することなく定期受診日に再診した106例（男性31名、女性75名）

地震後めまい増悪（＋）群、地震後めまい発症群に対しては、めまいの性状の問診、Dizziness Handicap Inventory（ＤＨＩ）、以下の心理テストを施行しました。①Cornell Medical Index（ＣＭＩ）で神経症・自律神経失調症・心身症を鑑別。②Self-Rating Questionnair For Depression（ＳＲＱ－Ｄ）でうつ状態を鑑別。③State-Trait Anxiety Inventory（ＳＴＡＩ）で特性不安（性格的に不安やストレスを抱えやすいか）や状態不安（現在抱えている不安、ストレスの強さ）を判定。また、全対象症例に対して赤外線ＣＣＤカメラ下の自発眼振検査、頭位眼振検査、頭位変換眼振検査を行いました。さらに動揺病（小児期と成人後の乗り物酔い）の有無、地震後の生活環境（自宅、車中泊、避難所）についての問診を行いました。「自宅」は避難が不要で自宅で生活している症例、「車中泊」は日中は避難所生活をしながら夜間のみ自家用車で睡眠をとっている症例、「避難所」とは自宅で生活が不可能で１００％避難所で生活している症例としました。

結果は**図1～11**に示しました。

◆

今回の熊本地震では、最大震度7を2回経験しました。当院のある熊本県宇城市でも震度6強が1回、震度5弱が2回発生、1カ月後の5月14日にも震度4、以後も震度3程度の強い余震が連続しました。今回、統計を開始した4月

19日から5月14日までに震度1以上の余震は約1400回と、東日本大震災、阪神淡路大震災をはるかにしのぐ回数となっていました。

まず性差は、地震後めまい増悪（＋）群（以下、増悪（＋）群と略）、地震後めまい発症群（以下、発症群と略）ともに有意差をもって女性に多く発症しました（図1）。これは野村らの報告と一致します。好発年齢については、今回の対象が耳鼻咽喉科クリニック受診者で小児の症例が少ないために、30～70歳代の女性に多かったと考えました。これは耳鼻咽喉科クリニックにおける東日本大震災後のめまいを報告した二木らの報告とほぼ一致する結果でした。

◆

図4に示したように、増悪（＋）群の74例中55例と発症群34例中27例は浮動性めまいで、地震がなくても自分が揺れている感じを自覚していました。また増悪（＋）群74例中17例と発症群34例中6例が回転性めまいを自覚していました。この回転性めまいの23例中4例はＢＰＰＶ確実例でした。また浮動性めまいを自覚した82例中4例もＢＰＰＶ確実例でした。地震による強大な加速度の影響で卵形嚢《のう》の耳石が半規管内に迷入してＢＰＰＶを誘発することも地震後めまいの病態の一つと考えられました（図12）。２００２年のグルジア地震後にＢＰＰＶが増悪したという報告があります。野村らの報告でも、回転性めまいを自覚した症例が少ないながら存在していました。眼前暗黒感を自覚した3症例については、地震後めまいによる自律神経症状の一つと考えました。このことから、今回報告した増悪（＋）群は野村らが提唱した「地震後めまい症候群（ＰＥＤＳ）」とほぼ同様の病態と考えられました。

◆

すべての群における眼振所見を図5に示しま

図1　全症例における男女比

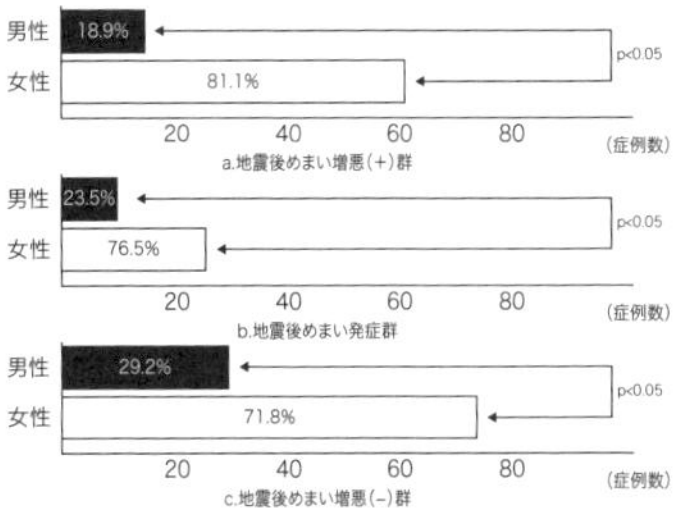

全症例数は 214 例（男性 52 例 ･24.3%、女性 162 例 ･75.7%）、平均年齢は 57.5 歳（男性 61.5 歳、女性 57.7 歳）だった。地震後めまい増悪（＋）群、地震後めまい発症群、地震後めまい増悪（−）群ともに有意差をもって女性が多かった。

図2　全症例における男女別年齢分布

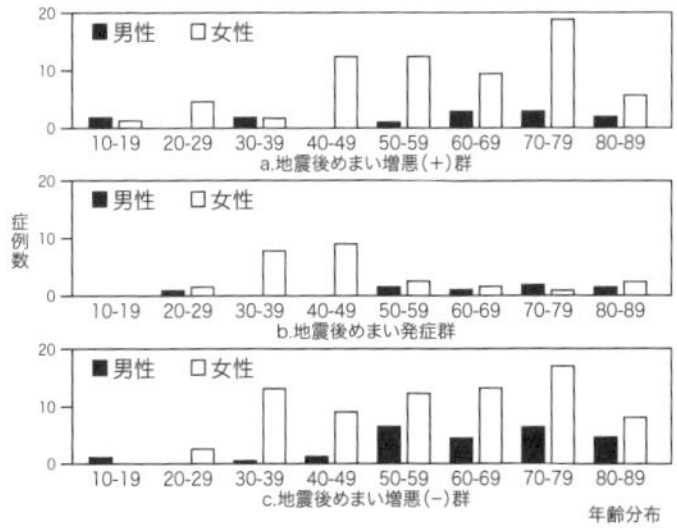

地震後めまい増悪(＋)群は 74 例(平均年齢 59.2 歳)で、男性 14 例(平均年齢 57.1 歳)、女性 60 例(65.2 歳)。40 代と 70 代の女性に多い傾向を認めた。地震後めまい発症群は 34 例（平均年齢 53.6 歳）で、男性 8 例（平均年齢 65.3 歳）、女性 26 例（49.9 歳）、30 代と 40 代の女性に多い傾向を認めた。地震後めまい増悪（− -）群は 106 例（平均年齢 59.8 歳）で、男性 30 例（平均年齢 62.0 歳）、女性 76 例（58.4 歳）。他の2群と比較して男性では 50 代から 80 代にかけて比較的多い傾向に、また女性にでは 30 代から 80 代にかけて多い傾向を認めた。

図3　地震後めまい増悪（＋）群、地震後めまい発症群における DHI スコア

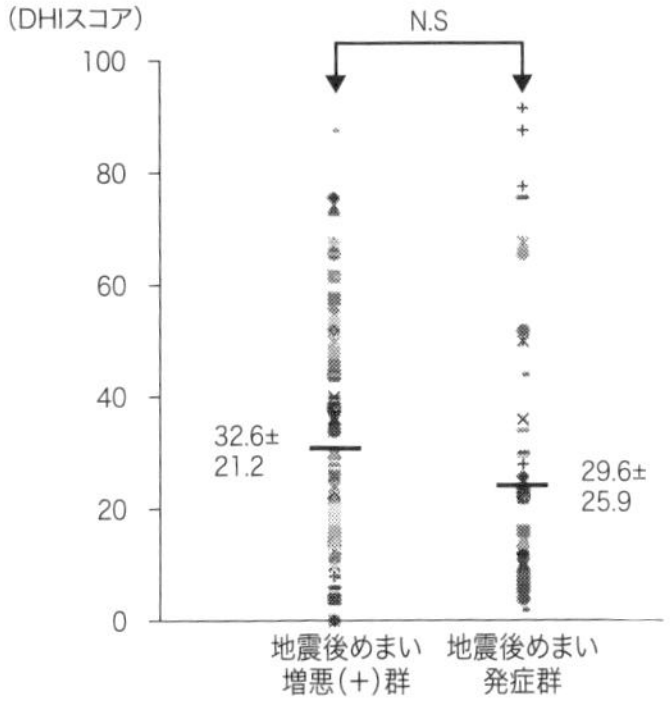

DHI スコアについては地震後めまい増悪（＋）群にて平均 32.6 点、地震後めまい発症群において平均 29.6 点であり、これらの間に有意差はなかった。

図4　地震後めまい増悪（＋）群、地震後めまい発症群におけるめまいの性状

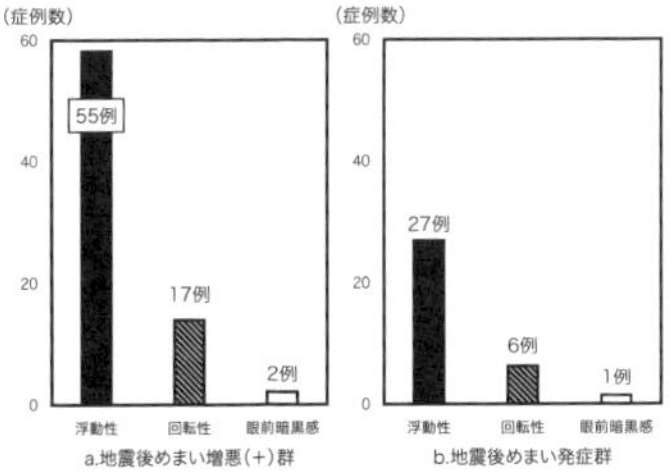

地震後めまい増悪（＋）群でのめまいの性状については浮動性が 55 例で、回転性が 17 例、眼前暗黒感が 2 例だった。浮動性の 55 例中9例に眼振を認めた。内訳は 4 例が BPPV 様眼振（3 例は後半規管型様眼振、1 例は方向交代性下向性眼振）、3 例が右向き水平性眼振、2 例が上眼瞼向き眼振だった。回転性 17 症例のうち BPPV 様眼振は 4 例で、うち2例は後半規管型様眼振、1 例は方向交代性下向性眼振、1 例は方向交代性上向生眼振だった。他の眼振所見は認めなかった。地震後めまい発症群のめまい性状は、浮動性が 27 例、回転性が 6 例、眼前暗黒感が 1 例。浮動性の 27 例中 1 例に左向き水平性眼振を認めた。回転性だった6例中 1 例に右向き水平性眼振を認めた。

図5　全症例での眼振所見

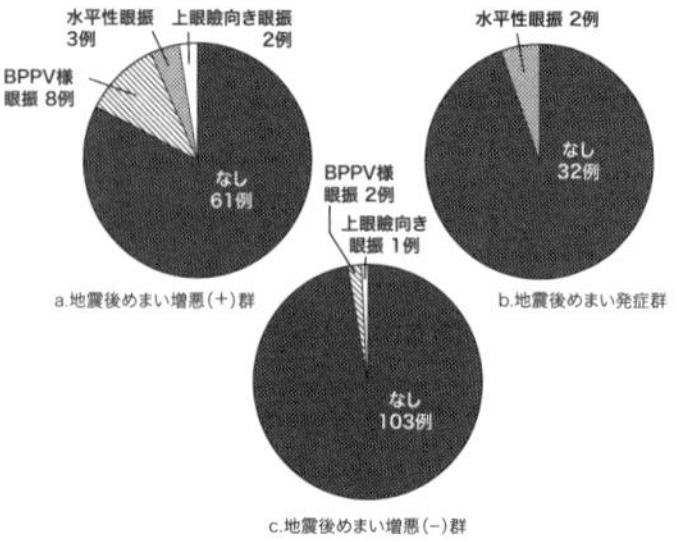

地震後めまい増悪（＋）群では13例に眼振を認め、うち8例がBPPV様眼振で、内訳は後半規管型と思われる眼振が5例、方向交代下向性眼振2例、方向交代性上向性が1例だった。ほかに水平性眼振3例、上眼瞼向き眼振2例だった。地震後めまい発症群では2例に水平性眼振を認めた。地震後めまい発症（－）群ではBPPV様眼振が2例（いずれも後半規管型と思われた）、上眼瞼向き眼振が1例だった。

した。PEDSについての特徴的な眼振所見の報告はこれまでありません。今回の報告でも眼振なしが増悪群（＋）群で74例中61例、発症群では34症例中32例、地震後めまい増悪(－)群(以下、増悪（－）群と略）では106例中103例でした。一方、全症例中10例にBPPVと同じ眼振を認めました。内訳は増悪（＋）群8例、発症群0例、増悪（－）群2例でした。BPPV様眼振がなぜ起こるかについては、後述します。

水平性眼振については全症例中5例あり、そのうち3例は増悪（＋）群で、いずれもメニエール病として加療していました。ほかの2例は発症群で、増悪（－）群は0例でした。メニエール病治療中の3例は、もともとあった内耳機能の左右差に加え、地震の強い加速度負荷が不均等に両内耳にかかったため内耳機能の左右差が大きくなったことが水平性眼振の要因と推察しました。また発症群の2例のうち1例は一側性低音型感音性難聴があり、メニエール病の初発症状と考えました。もう1例は一側性高音障害型感音性難聴があり、地震で一側性内耳障害を起こしたことによる眼振と考えました。

上眼瞼《がんけん》向き眼振は全症例中3例で、増悪（＋）群に2例、発症群は0例、増悪（－）群に1例でした。増悪（＋）群のうち1例はメニエール病加療中で両側性メニエール病に移行した症例と考えられますが、なぜ上眼瞼向き眼振を起こしたのかは不明です。もう1例はBPPV加療中で、可能性は低いものの、両側前半規管に耳石が入り込んだことよる上眼瞼向き眼振と考えました。増悪（－）群で上眼瞼向き眼振をきたした1例は一側性変動性低音障害型感音性難聴があってめまいが繰り返されており、これもメニエール病加療中でした。この上眼瞼向き眼振についても原因不明です。

図6　全症例と動揺病（乗り物酔い）との関係

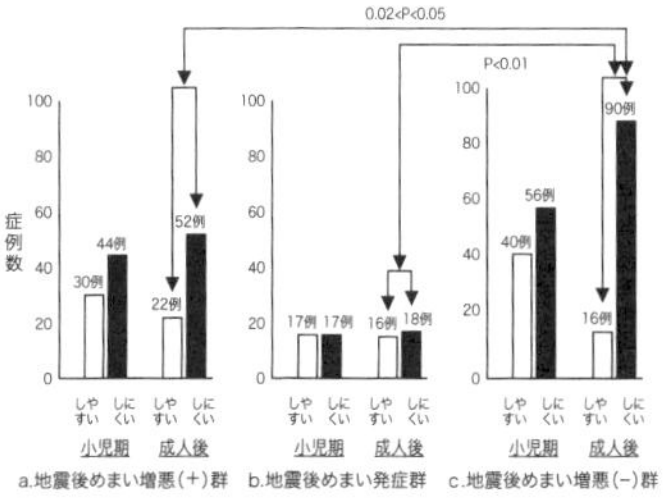

地震後めまい増悪（－）群では、小児期に動揺病があった症例が 40 例、なかった症例は 56 例。成人後に動揺病があった症例は 16 例、なかった症例は 90 例で、有意差をもって成人後は動揺病のない状態になるという結果（p<0.001）だった。成人後の動揺病との関係について、まず地震後めまい増悪（－）群と地震後めまい増悪（＋）群を比較すると有意差をもって成人後に動揺病があるとの結果だった（0.02<P<0.05）。同様に地震後めまい増悪（－）群と地震後めまい発症群を比較すると有意差をもって成人後動揺病があるとの結果だった（P<0.01）。

◆地震後めまいと動揺病（小児期と成人後の乗り物酔い）の関係は、図6に示しました。増悪（－）群では、有意差をもって成人後には乗り物酔いがしにくい状態になるという結果でした。成人後の乗り物酔いのしやすさと地震後めまいの関係については、増悪（－）群と増悪（＋）群を比較すると有意差をもって成人後乗り物酔いをしやすいとの結果でした。同様に地震後めまい増悪（－）群と地震後めまい発症群を比較すると有意差をもって成人後乗り物酔いをしやすいとの結果でした。つまり、小児期の乗り物酔いのしやすさと地震後めまいの増悪や発症は無関係で、小児期の乗り物酔いのしやすさをほぼそのまま継続して成人した症例に増悪（＋）群および発症群が多い、ということとなります。地震後めまいは、前庭への刺激への適応がうまく進んでいない症例に発症しやすいものと考えられます。

◆

増悪（＋）群と発症群に対する心理テスト（CMI、SRQ-D）の結果を図7に示しました。増悪（＋）群において神経症は39・1％、自律神経失調症は44・6％、心身症は31・1％、うつ状態は17・6％でした。発症群において神経症は41・1％、自律神経失調症は58・8％、心身症は29・4％、うつ状態は23・5％でした。発症群において自律神経失調症がやや高い傾向ですが、有意差はありませんでした。大学病院でのめまい症例に対する心理テストの報告では神経症が20・8％、自律神経失調症が43・7％、心身症が27・3％、うつ状態が9・7％でした。今回の増悪（＋）群と発症群は、過去のめまい症例に対する心理テストと比較して神経症・う

図7　地震後めまい増悪（＋）群、地震後めまい発症群における心理テスト（CMI、SRQ-D）

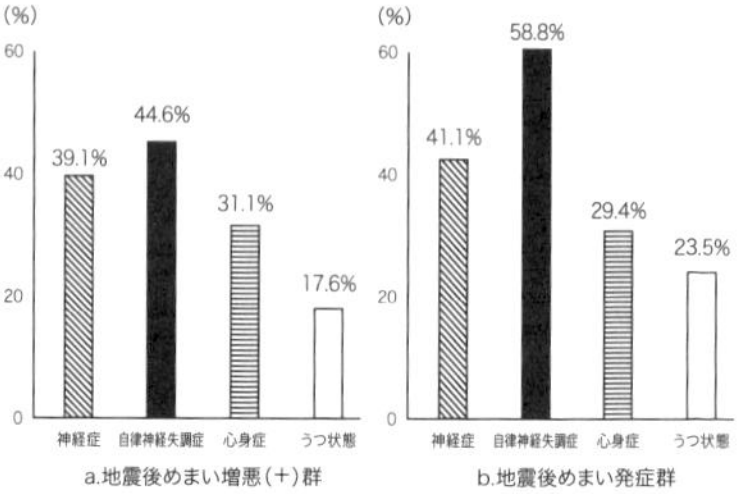

地震後めまい増悪（＋）群において神経症は 29 例（39.1%）、自律神経失調症が 33 例（44.6%）、心身症が 23 例（31.1%）、うつ状態が 13 例（17.6%）だった。地震後めまい発症群において神経症は 14 例（41.1%）、自律神経失調症が 20 例（58.8%）、心身症が 10 例（29.4%）、うつ状態が 8 例（23.5%）だった。両群ともほぼ同様の傾向だった。

図8　地震後めまい増悪（＋）群、地震後めまい発症群における心理テスト（STAI）

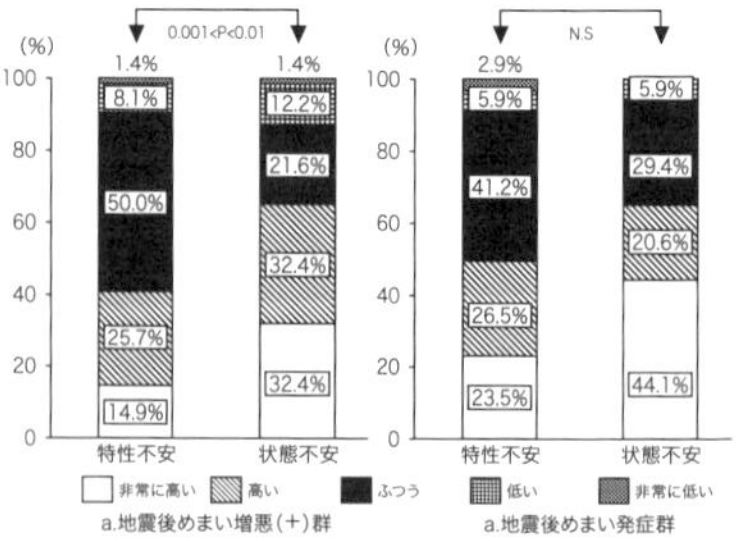

地震後めまい増悪（＋）群において、特性不安のうち「高い」もしくは「非常に高い」をあわせたものが 74 例中 30 例（40.5%）。状態不安ついては「高い」もしくは「非常に高い」をあわせたものが 74 例中 48 例（64.9%）。状態不安が特性不安より有意差をもって高かった（0.001<p<0.01）。地震後めまい発症群において、特性不安のうち「高い」もしくは「非常に高い」をあわせたものが 34 例中 17 例（50%）。状態不安ついては「高い」もしくは「非常に高い」をあわせたものが 34 例中 22 例（64.7%）。特性不安と状態不安の高さには有意差はなかった。

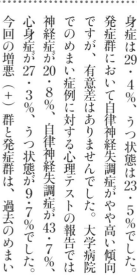

つ状態の割合が約2倍で、自律神経失調症・心身症は同程度でした。これにより、地震後に増悪あるいは発症するめまいの心理的要因として、神経症やうつ状態への対応が重要になると考えられました。

同様に増悪（＋）群と発症群に心理テスト（STAI）を行い、不安傾向を検討しました（**図8**）。増悪（＋）群では状態不安（64・9％）が特性不安（40・5％）より有意に高く、発症群では特性不安と特性不安に有意差はありませんでした。状態不安を反映する心理テスト（SAS）でめまい患者を評価した報告では、不安傾向を19・3％の症例に認めています。今回は異なる心理テストですが同様の結果で、地震直後の不安やストレス（状態不安）がいかに高いかがわかりました。とくに地震後めまい増悪（＋）群のように、めまいの経験がある人は状態不安が強く、その記憶によって地震後めまいへの不安が大きくなったものと考えられました。

熊本地震でとくに注目されたのは車中泊の多さでした。地震後めまいと生活環境の関係に着目してみると、増悪（＋）群と発症群は有意に自宅生活の症例が少なく、車中泊または避難所の症例が多いという結果でした（**図9**）。さらに生活環境と心理テスト（CMI、STAI）

図9　地震後めまいと生活環境

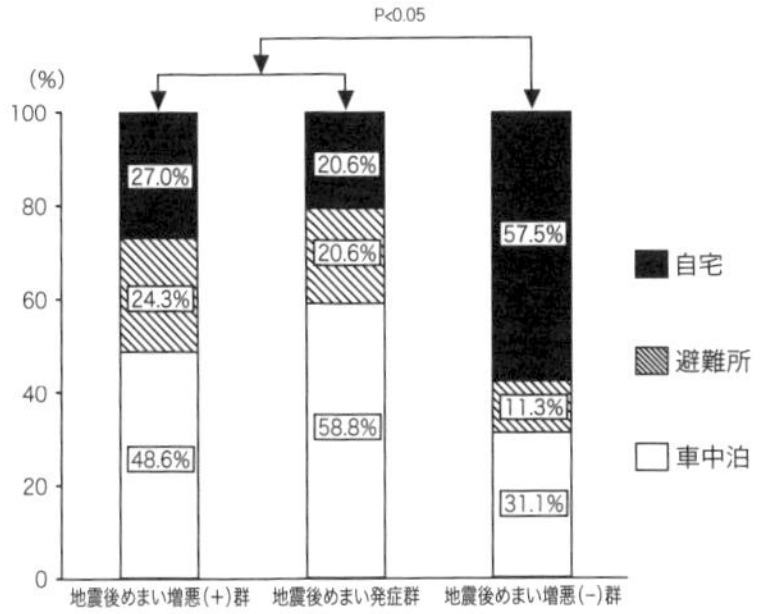

「自宅」症例は、地震後めまい増悪（＋）群で20例（27.0%）、地震後めまい発症群で7例(20.6%)、地震後めまい増悪(－)群では61例（57.5%）だった。地震後めまい増悪（＋）群および地震後めまい発症群では、地震後めまい増悪（－）群と比較して有意差をもって自宅生活の症例が少なく、車中泊または避難所生活の症例が多かった。

の関係を調べてみましたが、うつ状態の症例で自宅で過ごせている症例が14・3%とやや少なかったものの、ほかの心理状態との有意差はありませんでした（図10）。当初の予測に反して前述4つの心理状態と生活環境の関係は認められず、生活環境により特異的な心理状態を引き起こすことはないと考えられました。またSTAIでも特性不安と状態不安の高低と生活環境の状態の関係は、自宅・避難所・車中泊で差はほとんどなく（図11）、生活環境の違いは不安傾向の高低に影響していませんでした。

　生活環境と心理テストの間に関与する何かが

図10　地震後めまいの増悪（+）群、地震後めまい発症群における心理テスト（CMI、SRQ-D）と生活環境

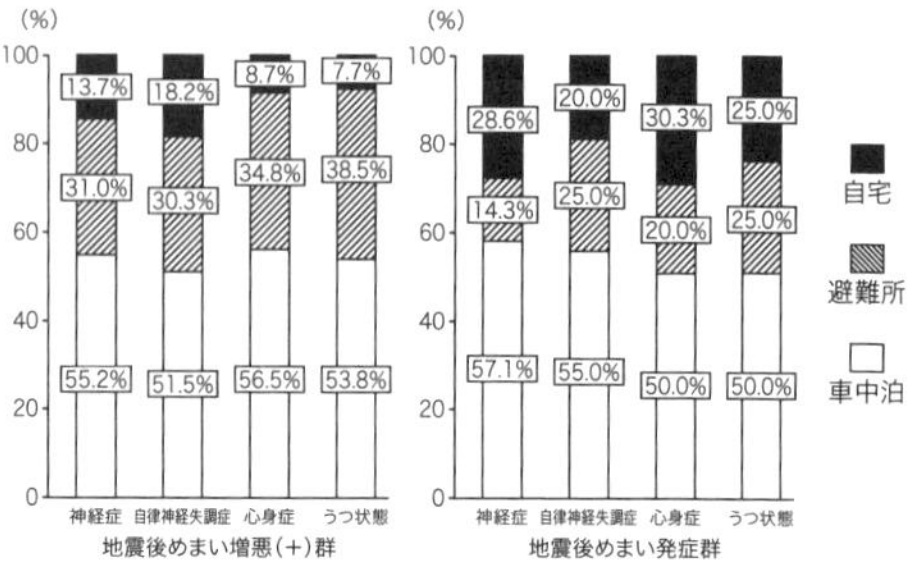

神経症、自律神経失調症、心身症、うつ状態と診断された症例について地震後の生活環境（自宅、車中泊、避難所）の比較を、両群ともに心理テストの結果と地震後の生活環境ごとに行ったがいずれにも有意差はなかった。

図11　地震後めまいの増悪（+）群、地震後めまい発症群におけるにおける心理テスト（STAI）による不安傾向の強さと生活環境との関係

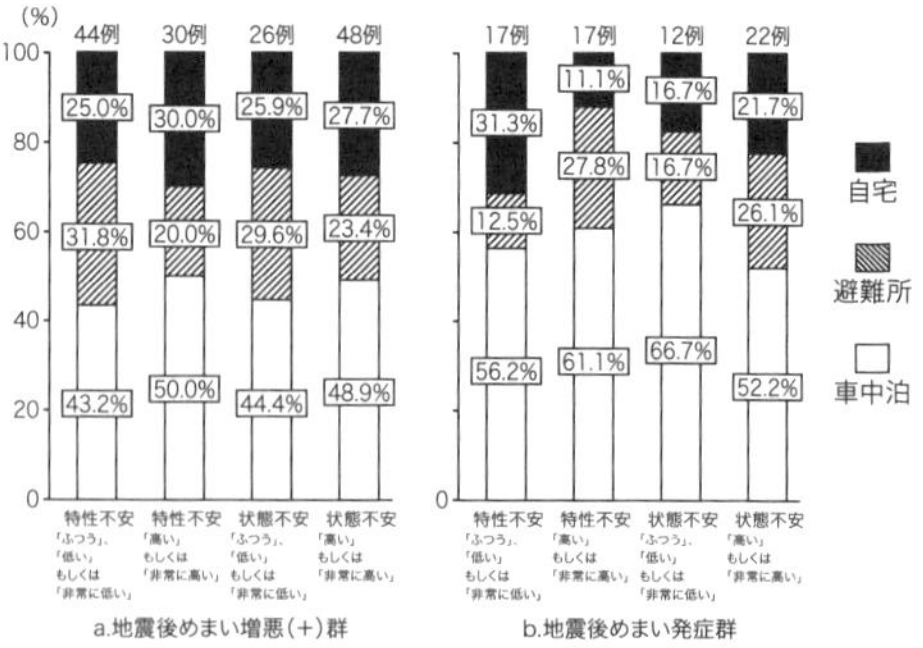

自宅、避難所、車中泊の割合に有意差はなかった。

あると考えられますが、これは今後の課題にしたいと思います。

◆

地震後めまいの発症機序を図12に示しました。今回、強力な直下型地震および継続する余震によって、水平加速度を認識する卵形嚢に付いた耳石が離れ、そのために水平加速度の誤認識を起こし、めまいを増悪・発症したと思われます。また、一部の症例では三半規管に入り込んだ耳石がBPPVのような回転性めまいや浮動性めまいを起こした可能性があると考えました。

図12　地震後めまいの発症機序についての一考察

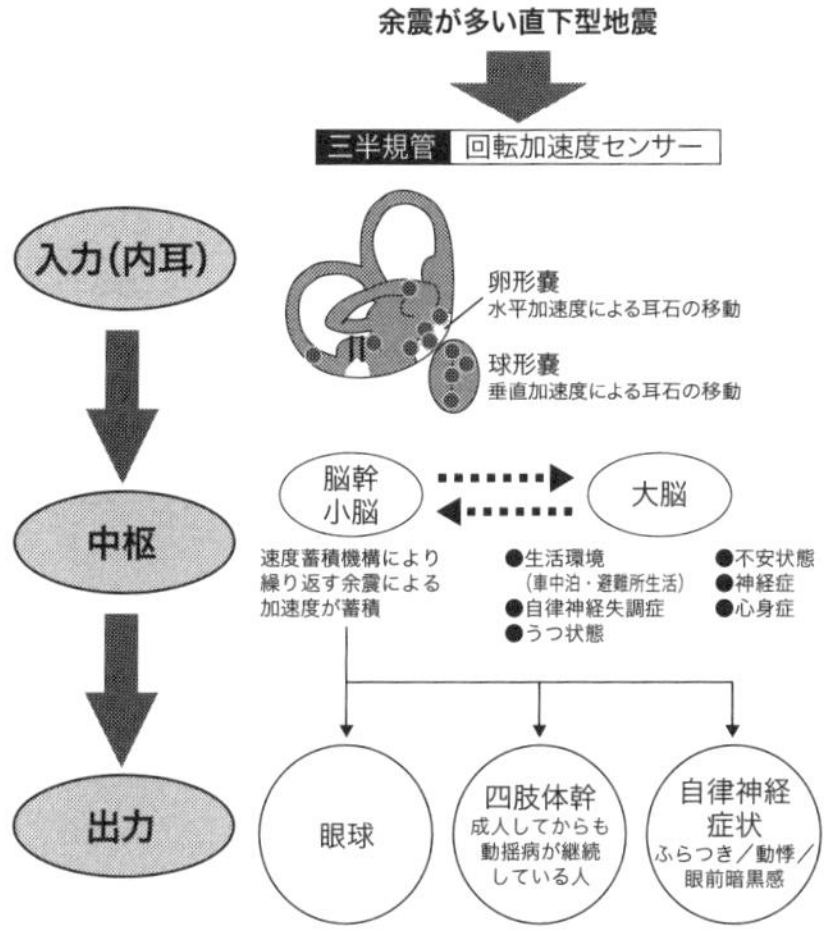

BPPV確実と診断できる眼振を認めた症例は発症群にはなく、8例全例とも増悪（＋）群にみられました。このうち6例はBPPVの既往があり、2例はメニエール病として加療中でした。前庭障害の既往があったために卵形嚢から耳石が外れやすかったと考えられました。また垂直加速度を認識する球形嚢においても同様に、平衡斑に付着している耳石がはがれ落ち、これにより垂直加速度にも誤認識をきたし、内耳レベルの地震後めまいの原因の一つと考えました。

脳幹小脳レベルでは、とくに脳幹にある速度蓄積機構に何度も繰り返される余震の加速度が加わり、通常の速度蓄積機構よりも長期間、地震後の浮遊性めまいが持続したものと推察しました。また成人してからも動揺病が継続している症例に地震後めまいが多いことから、とくにこのような症例にふらつき、動悸、嘔吐などの自律神経症状が起きやすかったと考えました。さらに今回の心理テストが示すように、増悪（＋）群の約15〜45％に、また発症群の約20〜60％に神経症・自律神経失調症・心身症・うつ状態がみられました。とくに神経症とうつ状態の割合は、通常のめまい症例の報告と比較すると両群とも約2倍でした。とくに増悪（＋）群では、特性不安と比べて状態不安が有意に高い傾向にありました。これが大脳レベルに作用し、さらに大規模な本震に加えてきわめて多い余震、自宅を離れた長期の避難生活なども、地震後めまい症候群のような病態を発症させたものと考えました。

◆地震後めまい症候群の治療について、野村らは広い戸外に出て視野を広くし、軽く歩くなど能動的に身体を動かすことが重要であると報告しています。また今回の報告から、神経症・自律神経失調症・心身症・うつ状態・不安傾向、特に神経症とうつ状態と不安傾向に対する心理カウンセリングや薬物療法が必要であると考えられました。また生活環境において車中泊、避難所生活から解放できる対策を早期に行うことが、行政の対応として求められると考えられました。

おわりに

ご高名で、格式高いめまい研究をなされている先生方たくさんおられるなかで、若輩の私が「めまい」についてのこのような書籍を出版させていただき、恐縮に感じております。

お叱りを受けるような文面がございましたら、当院のホームページよりメールをくださいますようお願いいたします。

「人生太く短く」、「命は一代、名は末代」と私は常に考えております。できるときは常に精一杯と思い、一大決心にて本を初めて書いてみることにしました。

さて、本文中にも名前をださせていただきましたが、私をめまい臨床へと導いてくださり、めまい専門会員へのご助力をいただいた熊本大学耳鼻咽喉科教授の湯本英二先生に、大変感謝申し上げます。

また、めまいについて実際の検査、臨床を教えていただいた同大学准教授蓑田涼生先生にも感謝申し上げます。

私の後輩といっては失礼ですが、同大学助教で、めまい外来を手伝っていただき、また私が熊本大学耳鼻咽喉科を退職後も、めまいについての議論を行い、数個の論文を共同して書いてきた三輪徹先生にも感謝いたしております。今後の熊本県のめまいの臨床、基礎研究の中心となって活躍していただくよう三輪先生には大きな期待をさせていただくとともに、今後もともに学んでいきたいと思います。

さらに、私がめまい患者さんを中心に診察させてもらっている間に、めまい以外の耳鼻咽喉科疾患の診療をしていただいた当院耳鼻咽喉科の副院長である山西貴大先生と後藤英功先生にもお礼を申し上げたいと思います。

著者記す

専門医《せんもんい》がやさしく教《おし》えるめまいの治療《ちりょう》

2017年10月4日　初版第1刷

著　者…………………………松吉秀武《まつよしひでたけ》
発行者…………………………坂本桂一
発行所…………………………現代書林
〒162-0053　東京都新宿区原町3-61　桂ビル
TEL／代表　03(3205)8384
振替／00140-7-42905
http://www.gendaishorin.co.jp/
カバーデザイン……………吉崎広明（ベルソグラフィック）
カバーイラスト……………にしだきょうこ（ベルソグラフィック）
本文イラスト………………長尾佳子
編集協力……………………有限会社　桃青社

印刷・製本：㈱シナノパブリッシングプレス
乱丁・落丁本はお取り替えいたします

定価はカバーに
表示してあります

ISBN978-4-7745-1658-5　C0047